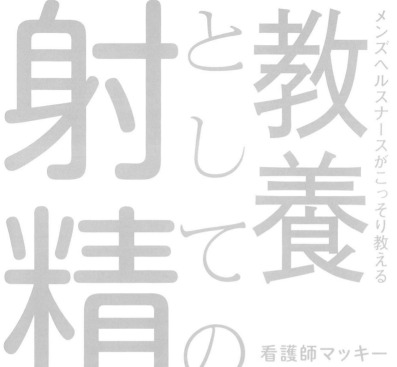

射精と教養

メンズヘルスナースがこっそり教える

看護師マッキー

下着のナカのヤバい真実

MEN'S HEALTH NURSE
SECRETLY TEACHES

EJACULATION
AS
EDUCATION

JN035728

ライフサイエンス出版

もくじ

第2章 食事・生活編

第3章 射精・勃起編

第４章　自慰行為編

第5章 ＥＤ編

第6章　男性更年期編

はじめに

はじめまして。本書を手に取って頂きありがとうございます。「なんだ！　このタイトルは⁉」と思った方がほとんどだと思います。驚かせてごめんなさい。どんなやつが書いたのかと不安だと思いますので、簡単な自己紹介をさせてください。

私は看護師マッキーと申します。看護師免許を取得後、病院、クリニックの小児科に10年、泌尿器科に6年在籍し、訪問看護、看護師国家試験対策予備校でも働いてきました。

現在は、泌尿器科フリーランス看護師や講師として独立し、YouTubeの配信も行っています。フリーランス看護師と聞いて、ドラマ「ドクターX」の大門未知子を思い浮かべた方がいたら、またまたごめんなさい。そんなかっこいいものではありません。「男性のみなさんに泌尿器科領域の健康の大切さを知ってもらいたい」と思い立ったが吉日、2021年に独立しました。ちなみに、まだまだ勉強中の身ではありますが、泌尿器科領域で看護師が必要とされる場所を探すために日々挑戦しています。

本書は、40歳以上の男性の健康を守ることを目的に毎日22時に配信している

YouTubeチャンネル「看護師マッキー【メンズヘルス専門チャンネル】」に寄せられたリアルなお悩みをもとに作成しました。ちなみに、「メンズヘルス」とは「男性の健康」を意味し、昨今では中高年男性に特有の健康問題のことを指します（くわしくは「プロローグと本書の使い方」参照）。

YouTubeに寄せられるお悩みの多くは99％といっても過言ではないほど「下着のナカ」のこと、具体的には射精や自慰行為のことです。ちょっと！　ここまで聞いてまだ本書を閉じないでくださいね。本書は決していかがわしいハウツー本とは異なります。EDや射精の情報を検索するも怪しいWebサイトに飛ばされ「本当なのかな……」と疑問に思っている方々に、医学的知見に基づいた正しい知識を普及できるように努めています。

実はかくいう私も最初からメンズヘルスの情報を発信していたわけではありません。先述の通り、小児科と泌尿器科の勤務経験が長い私は、多くの母親たちが男の子の下着のナカの不安を訴え、来院していることに気づきました。不安な表情を浮かべる母親たちに対し、「何かできることはないか」と情報を集めた結果、まず辿り着いたのが男の子の身体の構造を理解するために性教育の大切さを知ってもらうことでした。そこで、性教育の情報を発信すべくYouTubeチャンネルを立ち上げました。

ちなみに、性教育の情報を発信するのに際し、私がＹｏｕＴｕｂｅを選んだのには理由があります。それは、私自身が人前で話すことに苦手意識を感じていたからです。とくに自分の考えを人に伝えることが得意ではありませんでした。医療現場では医師に必要な指示を仰いだり、患者さんの症状を的確に伝える必要があります。しかし、電話での説明では医師から「他の人に電話を代わって」と度々言われることさえあったのです。

そんな苦手意識を解消すべく恐る恐る始めたＹｏｕＴｕｂｅですが、当時の私は看護師として際立った肩書があるわけでもなく、当初は動画再生数がなかなか伸びず、視聴者数も思うように増えませんでした。そうしたなか、「ただ性教育が大切」と正論を伝えても視聴者には響かないことに気づきました。そこで、一歩踏み込み、性教育の絵本の読み方を紹介することにしました。具体的には、母親が分娩台のうえでＭ字開脚をして、その間からへその緒につながって産声を上げている赤ちゃんの絵を見せながら、この絵を開いた時にどのような心構えが必要かということなどを解説しました。

すると、視聴回数が数百倍に伸びているではありませんか！「やったー！」と両手を上げて喜んだのも束の間。私が届けたい視聴者層には一切届いていないことが分かりました。そう。それが本書のメイン読者層として想定される中高年男性でした。私の意図に反し、動画の内容が性的なコンテンツと受け取られたようで、コメント欄には卑猥な言葉が溢れるようになりました。頭の中が真っ白になった私は、意に反するYouTubeチャンネルの性的コンテンツ化に必死に抗いました。しかし、抗えば、抗うほど、逆効果によってコメント欄は荒れていきました（笑）。そんな日々を過ごしていると、ある時ふとこんな疑問が湧きました。

「なぜ、社会的に成熟した男性が性のことでこんなにも悩んでいるのだろうか？」

改めてYouTubeと公式SNSに寄せられたコメントを冷静に読み返してみると、「僕は陰茎が小さいせいで女性から相手にしてもらえません」「陰茎の包皮が剥けてないのですが病気でしょうか？」などといった切実な悩みが多く寄せられていたのです。この時私は成年男性も母親たちと同様に、性教育の知識がないことで何が正しいのか分からず不安になっている、と確信しました。性教育の大切さを知ってもらいたいという目的においては、私の中で男女の区別はありません。

そこで、2022年2月から悩み多い男性方に情報が届くよう、これまで配信していた動画の内容は変更せず、サムネイル（動画のトップ画面）のみを「入院中の自慰行為　バレない方法」「大丈夫？　半勃起」などの刺激的なタイトルに変更しました。すると、動画再生数が爆発的に伸び、多い時にはYouTube登録者数が1日に1800人増、1ヵ月足らずで総登録者数も1万人を突破。現在までに9・4万人を超える視聴者数となりました（2023年5月現在）。試しに私の動画のサムネイルにざっと目を通してください。99％が射精や自慰行為のことであるのがお分かりになると思います。百聞は一見にしかずだと思います（笑）。最近は、視聴者の方々から「サムネイルをクリックした時はニヤニヤしちゃうけど、最後は勉強になってしまう。「やられた」「エロいことが聞けると思ったら真面目でびっくり！」などと好評を頂いています。YouTubeを始めたことによって、男性の性の悩みの痛切さや性に関する知識を貪欲に求める姿勢を知ることができたのは私にとって大きな気づきでした。

紆余曲折しながら、自分でも驚くほどの数の視聴者の方々が応援してくれるようになったYouTubeチャンネルですが、配信している本人は男性の性的好奇心をくすぐる要素は微塵もなく、いたって素朴です。20代でも、谷間を露出できるような巨乳でもなく（寄せ集めれば何とか……）、チラリズムもありません。しかし、私のコメント欄や公式SNSには多くの中高年男性の方々が赤裸々な悩みを寄せてくれます。おそらく、顔出しをして、恥ずかしがるそぶりもなく、明るくはっきりと一般的には「性的」と判断される知識を発信している私に対し、中高年男性の方々が心を開いてくださっているのではないかと思います。そんな私ですが、メンズヘルスの知識を配信する際に心掛けていることが3つあります。基本的には本書も同様のポリシーで書かれているので紹介させてください。

1つ目は、「医学的根拠に基づいた情報をかみ砕いて説明すること」です。動画をご覧頂くとお分かりになりますが、親しみやすさと分かりやすさを重視する観点からあえて医学的根拠を深く話していません。なぜなら、まずはメンズヘルスについて知ってほしいからです。しかし、本書のQ＆Aはご自分の身体のことをより深く知ってもらい、裏付けのない情報に惑わされないためにもメンズヘルスの最新の知見や研究を根拠にしています。

なぜかというと、病院勤務時代にほとんどの患者さんがご自分の正常な身体の状態を知らないことに気づいたからです。例えば、医療従事者であれば、肺には筋肉がなく、肋骨周辺の筋肉や横隔膜を使って呼吸をしていることを知っていますが、患者さんの多くはご存じではありません。生命と密接な関係がある呼吸の仕組みすら、私たちはほとんど知らないのです。つまり、正常な身体の状態を知ることこそが、病気の早期発見の近道につながり、ひいては全身の健康をもたらします。そのためには、医学的な根拠に裏付けされた正しい知識が必要不可欠です。メンズヘルスに関する知識を身につけることでみなさんが全身の健康に関心を持つきっかけになればと思います。

2つ目は、「同じ悩みを抱えた仲間がたくさんいることを知ってもらいたい」ということです。男性は競争社会であるために群れることを嫌い、まして自分の沽券に関わる下着のナカの悩みなどは口が裂けても言えないとよく聞きます。とくに、動画や本書が対象にしている40歳以上の方々は、社会的地位が高い場合が多く、家庭や職場でも悩みを打ち明けられる相手がいないという相談もよく受けます。そう。男性は孤独なのです。

しかし、私のYouTubeチャンネルでは視聴者同士がコメント欄でやり取りする姿も多数見受けられます。そして、コメントを寄せてくださる方々は、ユーモアセンスが抜群です。毎日クスッと笑わせてくれます。動画やアンケート結果を見れば、「自分だけの悩みじゃないんだ。仲間がいるんだ」ということをより実感頂けるはずです。今後も誰もがフラットに悩みを語り合える場をつくっていければと思います。

3つ目は、「泌尿器科受診のハードルを下げること」です。みなさんは泌尿器科を受診されたことはありますか？　厚生労働省のデータによると、「更年期障害にもかかわらず、医療機関を受診していない40代以上の男性が約9割にも上る[1)]」ことが分かりました。このようにたとえその症状に気づいたとしても気恥ずかしさから放置してしまうことが少なくありません。実際に公式ＳＮＳ上で募集した「泌尿器科を受診しない理由」に関するアンケートでも「52歳男性。病院のスタッフから冷ややかな目で見られているように感じる」「49歳男性。性病をもらったと思われるのではないか？」など、受診に対してマイナスな印象が多くありました。そこで、泌尿器科受診のメリットや具体的にどんなことが行われているのかを脚色なく紹介することで、みなさんの恐怖心や羞恥心を少しでも減らし、早期受診のお手伝いができればと考えています。

このように、メンズヘルスに対する正しい理解を深めれば、男性特有の悩みや健康課題に対し、泌尿器科の受診の必要性を的確に判断し、他者と比較することなく過ごせるようになるはずです。「62歳男性。もっと早く知っていれば辛い思いをしなかったのに……」「55歳男性。自分だけではないのでホッとした……」などの多数の声も頂いています。素敵な中高年男性のみなさんが男性特有の悩みで一人で苦しむ姿を私は見たくありません。本書がはつらつとした大人の男性が増えてほしいという想いから本書を執筆しました。本書がみなさんの健やかな毎日のお役に立ちますように。

プロローグと本書の使い方

みなさんはメンズヘルスという言葉を聞いてどんなことをイメージされますか？　おそらくＨなサービスを提供するお店ではないでしょうか？　なぜなら、アンケート結果でも「約7割が性的なサービスを提供するお店」[※1]と回答したからです。実はメンズヘルスは、男性特有の疾患を研究する「日本メンズヘルス医学会」という学術団体もあるほどの確立された医学分野です。広い意味では「男性の健康」を意味し、昨今では増加の一途を辿る男性更年期障害やＥＤ（勃起障害）など、中高年男性に特有の健康問題を指します。とはいえ、みなさんがメンズヘルスの情報をＷｅｂサイトで検索しようものなら、いかがわしいリスティング広告の嵐に飛ばされ、あれよ、あれよ、という間に性的なコンテンツに辿り着いてしまうかもしれません。

このように、メンズヘルスは一般的にはまだまだ認知度は低く、これまでも中高年男性に特有の健康問題は、加齢によるものだと考えられてきました。しかし、少子高齢化に伴い、人生100年時代が提唱されるようになった今、高齢になっても自立して生活できることが社会的にも求められるようになりました。そうした背景を受け、自立した生活を送ることができる「健康寿命」を延ばすことを目的に、中高年男性に特有の健康問題を予防したり、解決したりすることに対するニーズは年々高まりを見せています。データ（2019年）を見ても「男性は健康寿命と平均寿命の差が8・73歳もあり、女性と比べ、平均寿命は6年も短い[2)]」ことが分かっており、OECD（経済協力開発機構）の分析でも「男性は女性に比べて肺がんや心臓発作などの致死的な疾患が多い[3)]」などの報告があります。むしろ男性こそ健康に関心を持つべきことが分かります。

これを聞いて、みなさんは「えっ！　俺って早く死ぬの？」「男って弱いんじゃん？」と思われたのではないでしょうか？　そう。男性は生物的には弱い生きものです。とはいえ、本書を読んでいる中高年の男性の中には「男らしくなければ。弱音を吐いてはいけない」と家族や学校から教えられた方も多いのではないでしょうか？　そうした認知的な歪みは孤独をもたらし、やがて精神や身体の苦痛へと発展していきます。

そこで、本書では、みなさんをそうした呪縛から解放するためにメンズヘルスの全体像がつかめるように構成されています。まず、本書の冒頭部では陰茎のメカニズムなどを踏まえ、みなさんが日々の生活の改善に取り組めるよう、男性機能によい食事や運動、睡眠などを紹介しています。また、「下着のナカの不調かも？」と思った時に役立つＥＤ、男性更年期障害など、メンズヘルスの諸症状についても解説しています。

本編を最初から読み通せば、医学的根拠に基づいた正しい知識を得ることができると同時に、今までなかなか知り得なかったあなたにとっての正常な身体の状態を知ることができるはずです。なお、各項目はＱ＆Ａ方式で書かれているので、興味や関心がある内容から読み進めることも可能です。さらに、コラムでは、みなさんが関心の高い（？）看護師や病院の実態についてこっそり教えます。なお、各コラムには、特典として袋綴じならぬ限定動画のＱＲコードもつけています。

本書を手元に置いておけば病気の予防や早期発見に役立つ日がきっと来るはずです。私は中高年男性のみなさんが本書を読むことで、社会的に身につけてきた「男性性」という重い鎧を手放して、楽な気持ちになってほしいと思っています。そして、必要だと感じた時には、ぜひ泌尿器科を積極的に受診してもらいたいと思います。そのきっかけになれば、こんなにうれしいことはありません。

登場人物紹介

看護師マッキー

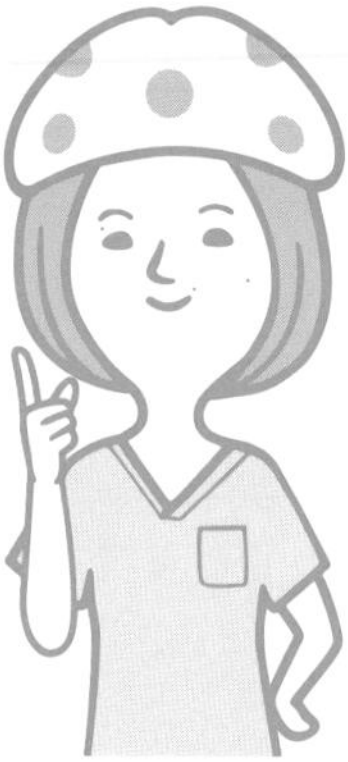

メンコちゃん

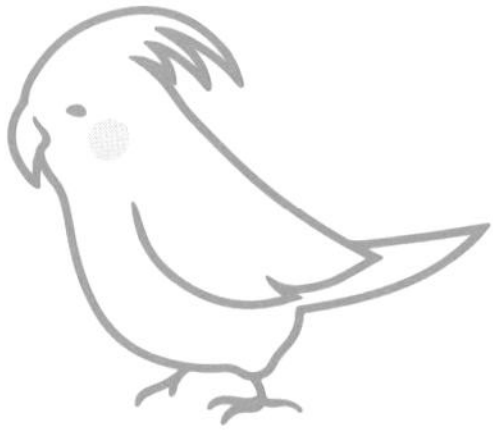

マッキーの相棒。マッキーが困った時の心情を間接的に表してくれる。普段はおとなしいが、怒った時は般若の形相となる。

30代女性。メンズヘルスナース。13歳から86歳までの男性の性の悩みに向き合い、回答している。普段は穏やかだが、キレると怖い姐御肌。一部からは「姐さん」と慕われている。普段は個人的な質問に回答しないが、気分がよいとポロっと口が滑ってしまうのが玉に瑕。

亀田秀夫さん

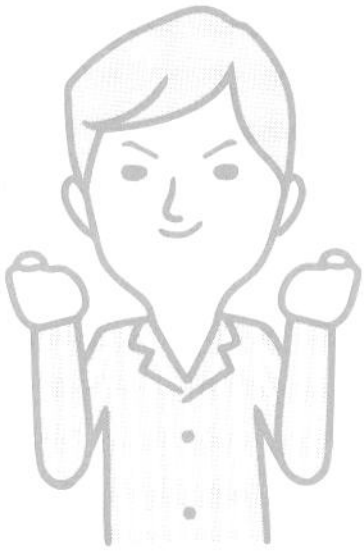

50代既婚男性。東証一部上場商社管理職。世界を股にかけ、仕事に打ち込む。健康状態も良好で、若かりし頃は数々の浮名を流したことも。

川田伸太さん

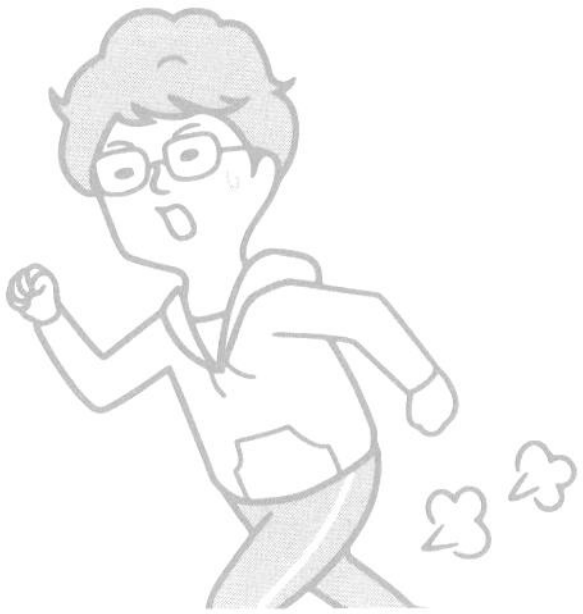

40代独身男性。システムエンジニアとして勤務しているため、生活が不規則になりがちなところが悩みの種。最近は30代には感じなかったメンズヘルスの不調に悩まされている。

福井太さん

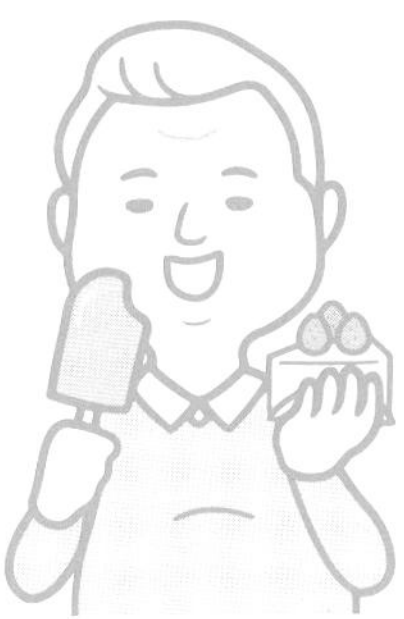

60代既婚男性。昨年長年勤めた会社を定年退職。食べることが趣味で、運動は苦手。かかりつけ医からは、メタボリックシンドロームを指摘され、生活習慣病のリスクありと言われている。定年前後辺りからメンズヘルスの不調に悩まされている。

第1章

陰茎編

Q1 人間の陰茎はなぜ独特な形をしているのでしょうか？

人類のメスが浮気性だったため、生存競争から交尾の際に他のオスの精子をかき出す必要があったと言われています。

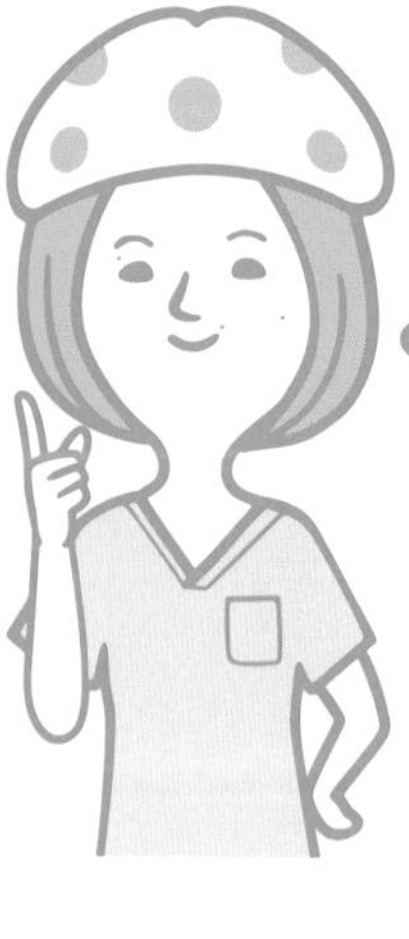

「57歳男性。陰茎の亀頭が小さくて悩んでいます」「39歳男性。こんな陰茎の形で女性を満足させられるか不安……」。このように男性の陰茎に関する悩みは尽きないものです。とはいえ、学校では陰茎の取り扱い方や不調などについて教えてくれません。そこで、まずはみなさんにご自分の陰茎に関心を持ってもらえるように、なぜあのような独特な形になったのかについて解説していきたいと思います。

人間の陰茎は、他の多くの霊長類とは明らかに異なる形をしています。例えば、「チンパンジーの陰茎は人間と同程度の大きさですが、亀頭は明瞭ではなく、先端はタケノコ状に尖っています[4)]」（図1）。このように、他の霊長類の亀頭が比較的スムーズな形状であるのに対し、実

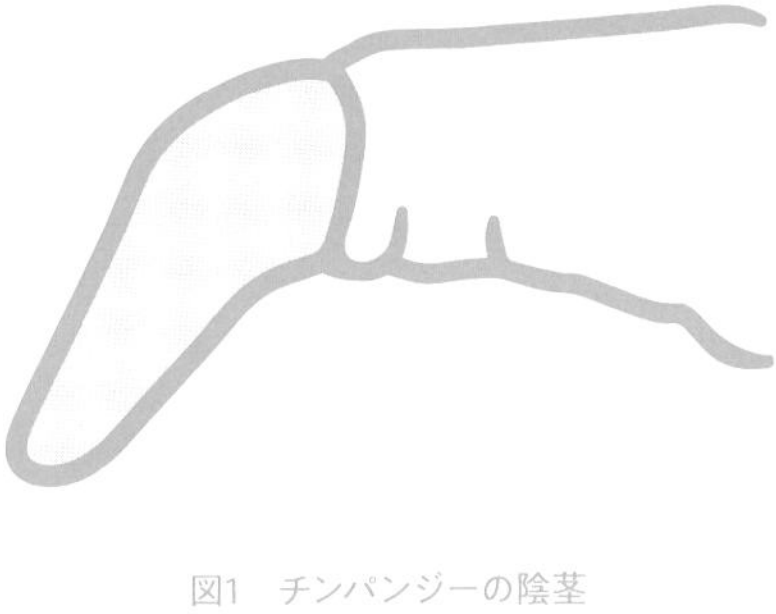

図1　チンパンジーの陰茎

は人間の亀頭だけがくさび形になっているのです。その理由を生物学的に見てみると、「人類の生存競争が背景にあったのではないか？」[5]と言われています。

人間を含めた霊長類は、オスがメスの膣内に射精することによって繁殖してきました。ちなみに、太古の昔に生活していた人類の祖先のメスは複数のオスと交尾する機会があったと言われています。言わば、メスのほうが浮気性だったようです。これを裏付ける根拠として「哺乳動物の中には、子孫を残すためにオスの精巣が大きくなるように進化した種がある」[6]という研究があります。つまり、精巣の大きなオスほど多くの精子を産生でき、子孫を残す可能性が高まるというわけです。

一方、オスには本能的に自分の子どもを守り、養う習性があり、自分の遺伝子を後世に遺すという生物学的な目的もあります。しかし、オスは浮気性のメスから生まれた子どもが自分の子どもだと確信することができません。これでは、自分の遺伝子を遺すという生物学的な目的を果たすことができなくなってしまいます。

そこで、オスは自分の精子を受精させる確率を上げる方向へと進化していきました。研究によると、「膣の模型にコーンスターチを入れ、性行為のピストン運動を再現したところ、亀頭のある陰茎の模型は約9割もコーンスターチを掻き出したのに対し、亀頭のない陰茎の模型は約35％しか掻き出せなかった」という報告があります。つまり、メスの膣内から精子を掻き出すのに適した陰茎の形状がくさび形だったというわけです。陰茎の独特な形が進化の過程の結果だと分かると、みなさんはご自分の身体に愛着が湧くのではないでしょうか？

ちなみに、「病院で見た中で最も印象に残っている陰茎は？」という質問をよく受けます（みなさんお好きですね）。それは子だくさんな男性の陰茎です。泌尿器科勤務時代の夜勤中に一人で暗がりの中でオムツ交換をしていると、この男性の陰茎は「わぁお！」とビックリするくらいにオムツの中に小さく収まっていました。このことがきっかけで陰茎の形、長さなどは生殖能力と全く関係がないことが分かりました（非常に勉強になったので、両手で拝み丁寧に収納しました……）。そんなことを言ってもみなさんは気休めにならないかもしれません。そこで、陰茎の標準的な大きさがどのくらいなのかについて紹介したいと思います。

Q2 陰茎の標準的な大きさを教えてください。

陰茎の平均の長さは非勃起時7・9㎝、勃起時11・7㎝で、勃起時の周径は8・3㎝と言われています。

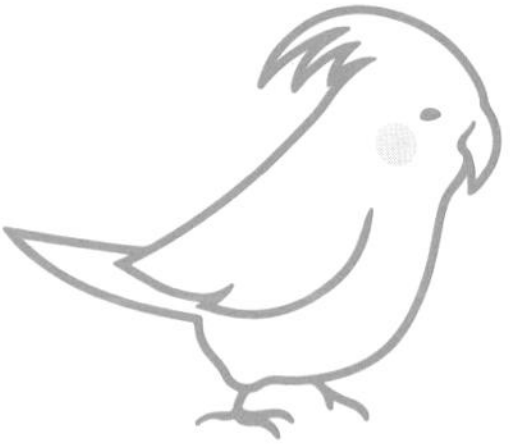

隣の芝生は青く見えるように、男性は人様の陰茎とご自分の陰茎の大きさを比べがちです。実は陰茎の悩みの中でも包茎に並び最も多いのがサイズの問題です。実際に「35歳男性。陰茎を大きくするのは手術しかないのでしょうか？」「46歳男性。もう2㎝陰茎の長さをチョイ足ししたいのですが……」などといった質問が寄せられています。研究によれば、「女性の85％がパートナーの陰茎のサイズに満足しているのに対し、男性は55％しか自分の陰茎のサイズに満足していない[8]」「男性の45％がより陰茎を大きくしたいと考えている[8]」という報告があります。データからも、陰茎のサイズに対し、飽くなき探求心を抱いている男性が多いことが分かります。では、日本人男性の平均的な陰茎のサイズはどれくらいなのでしょうか？

泌尿器科に訪れた患者を対象にした研究によると、「陰茎の平均値は非勃起時の長さ7・9㎝、勃起時の長さ11・7㎝、勃起時の周径8・3㎝[9]」と言われています。さらに、この研究では「身長が高い人ほど勃起時の陰茎は長く、肥満の人ほど勃起時の長さは短かった[9]」という報告もありました。つまり、陰茎のサイズは、体格によっても左右されることがお分かりになると思います。ちなみに、他の研究では「陰茎の計測は観察者間でばらつきが出やすい[10]」ことも分かっているので参考程度にとどめておいてください。

病院の成人病棟で患者さんの全身清拭を担当していた時のことを思い出しても、肥満体型で陰茎の大きい方はほとんどいなかったように思います。それとは反対に、体格が小柄だったり、痩せ型の方のほうが比較的陰茎が大きかった印象があります。陰茎の大きさでお悩みの肥満気味の方は、体重を落とすことで変化が現れるかもしれません。もし、私の言うことが信用ならないという方は、銭湯やジムで人様の陰茎をこっそり覗き見して確かめてみてください。

その一方で、私のもとには陰茎が大きい男性からもコメントが寄せられます。さぞ武勇伝が語られるのかと思いきや「47歳男性。学生時代は体育のプールの授業中に陰茎が元気になってしまい困った」「51歳男性。トランクスだと横から陰茎が『こんにちは』をしてしまう時がある」などの悩みばかり。あれれ？陰茎が大きい男性はさぞかしウハウハだろうと思ったかもしれませんが、実際は苦労の連続のようです。このように陰茎のサイズの悩みは大小を問わないことがお分かり頂けると思います。

それでも陰茎の大きさにこだわっているみなさんにはこの言葉を送りたいと思います。「こだわるなら徹底的に」。妥協せずに、どうしたらよりよい陰茎の状態になるのか、性行為の際に最大のパフォーマンスを発揮するのか、熱心に追求してください。そうすることで、陰茎が大きく見えるポーズや下着など、これまで興味がなかった分野が広がるかもしれません。研究によると「性的関心の欠如した男性では、全死亡率およびがん死亡率が有意に上昇する[11]」ことも分かっています。

人生は色々なように、陰茎も色々なことがお分かりになったと思います。しかし、陰茎の形が加齢や生活環境によって変化することがあります。これについて解説します。

Q3 陰茎が曲がっているので心配です。どうすればいいでしょうか？

陰茎には必ず左右差があります。
ただし、日常生活に影響が出る場合は
泌尿器科に相談しましょう。

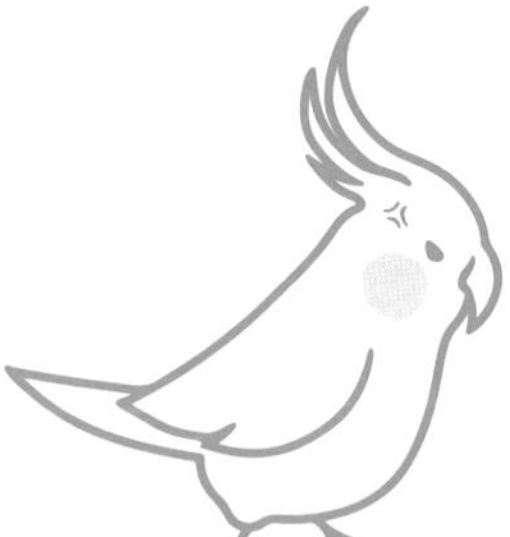

「39歳男性。陰茎が左に傾いています。これっておかしいでしょうか？」などといった陰茎の向きに関する相談をよく受けます。いいえ。陰茎がどちらかに傾いているのは全くおかしくありません（むしろ私は姿勢が悪い男性のほうが気になってしまいます）。アンケートの結果を見ると、「陰茎の向きは左が52%、右が26%、まっすぐが22%」[＊7]でした。この結果を見ても陰茎がどちらかに傾いているのが珍しくないことがお分かり頂けると思います。

こうした質問に対し、私は必ず人体の構造を説明するようにしています。まずは、お風呂に入る前などに鏡の前に立ってご自分の姿を映してみてください。すると、目、耳の高さ、胸の位置、左右の腕などが必ずしも同じ位置にないことがお分かり頂けると思います（ちなみに、私は右側の乳頭がやや下がり気味です。トップの差が左右で1cmも違います）。このように、普段は気づかないだけで人体には左右差があるのです。

泌尿器科勤務時代に、人体の左右差を物語るこんな印象的なエピソードがありました。患者さんの左右の腕の血圧を測っていた時のこと。なんと左右で40mmHgもの数値の差があったのです。この患者さんは「心臓から出ている血管に動脈硬化があり、右側の血圧が高くなっている」と医師から説明を受けていました。このように解剖学的にも血管は左右対称ではなく、腕頭動脈のように身体の右側にしかない血管もあるのです。ちなみに、みなさんご存じの肝臓も右側だけにあり、左右にある腎臓も右側がやや下がり気味です（私の乳頭と同じですね……）。つまり、私たちの身体は解剖学的に見ても明らかな左右差があるのです。こうした前提条件を踏まえたうえで、陰茎の湾曲には医学的にどのような原因があるのか見てみましょう。

実は、陰茎が過度に湾曲する原因には、先天的なものと後天的なものがあります。先天的な陰茎の湾曲の主な原因には、勃起に関係する陰茎海綿体の発育がアンバランスなことがあります[12)]。一方、後天的な陰茎の湾曲の主な原因には、勃起時の陰茎に微小な傷が重なり、治る過程で硬結が生じる「ペロニー病」などがあります。

いずれの場合も泌尿器科を受診する目安は、陰茎に痛みが生じる時です。痛みが長く続く場合は泌尿器科の受診を検討してください。ちなみに、診断には陰茎を勃起させる必要があります。恥ずかしい方も多いと思いますので、縦と横の方向から勃起時の陰茎の写真を撮り、持参することをおすすめします。治療は弯曲した反対側の陰茎の組織を溶けない糸で縮めて真っすぐにする方法などが一般的ですが、自費診療になります。医師と相談のうえ、必要な方は手術を検討してください。

陰茎の湾曲について紹介しましたが、陰茎の包皮にも種類があるのをご存じでしょうか？　これについてくわしく見ていきます。

Q4 陰茎の包皮には種類がありますか？

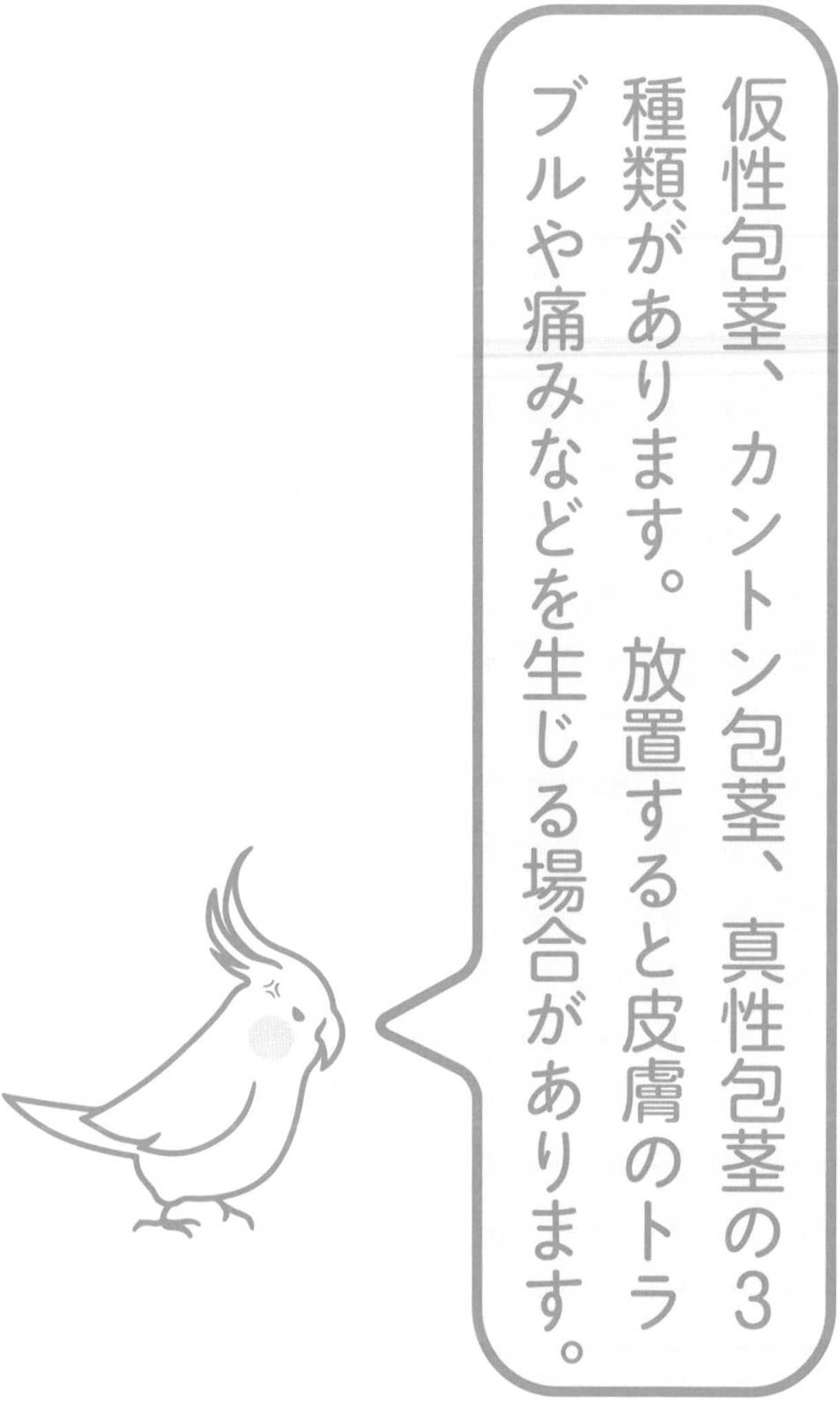
仮性包茎、カントン包茎、真性包茎の3種類があります。放置すると皮膚のトラブルや痛みなどを生じる場合があります。

「泌尿器科を受診したくない理由」をアンケートで聞いたところ、「包茎であることを医師や看護師に知られたくない」という回答が多く寄せられました。また、「女性から包茎を笑われたり、馬鹿にされたりしないか心配……」などといった声も寄せられ、多くの方が包茎について真剣に悩んでいることが分かりました。ちなみに、自慢ではありませんが、病院勤務時代に私は相当数の人様の陰茎を見てきました。しかし、正直なところ、患者さんが包茎だったかどうかは全く記憶にありません。これは医師も同じ見解だと思います。

ちなみに、陰茎の包皮についてアンケートを取ったところ、「約6割の男性が何かしらの包茎だった」[*3]ことも分かりました。このように包茎がありふれた現象にもかかわらず、多くの男性が恥ずかしいと感じているのが現状なのです。では、この包茎を恥ずかしがる文化はどこから生まれてきたのでしょうか？

包茎を社会学的観点から分析した研究によると「仮性包茎手術を正当化する青年向けの言説は、1970〜1990年代の雑誌などによってつくられたもの」[13)]と言われています。ちなみに、日本人男性が包茎を恥ずかしいと感じるようになったのは、記事や広告によって「包茎だと女性から嫌われる」というような恐怖感を植えつけられたことが要因の一つなのです。では、医学的には包茎をどのようにとらえているのでしょうか？

陰茎の包皮は形状によって「仮性包茎」「カントン包茎」「真性包茎」の3種類に分けられます（図2）。まず、仮性包茎について言えば、病気ではなく治療対象にもなりません。なぜなら、尿道口が露出できるため、日常生活に影響を及ぼす可能性は低いと考えられているからです。とはいえ、自らの手指で包皮を剥かない限り、亀頭が覆われてしまっている状態なので、衛生的ではありません。ちなみに、包皮が被っていることが原因で溜まる白いカスを「恥垢」と言います。これを放置すると包皮炎や悪臭の原因となるので、陰茎は適切に洗浄しましょう

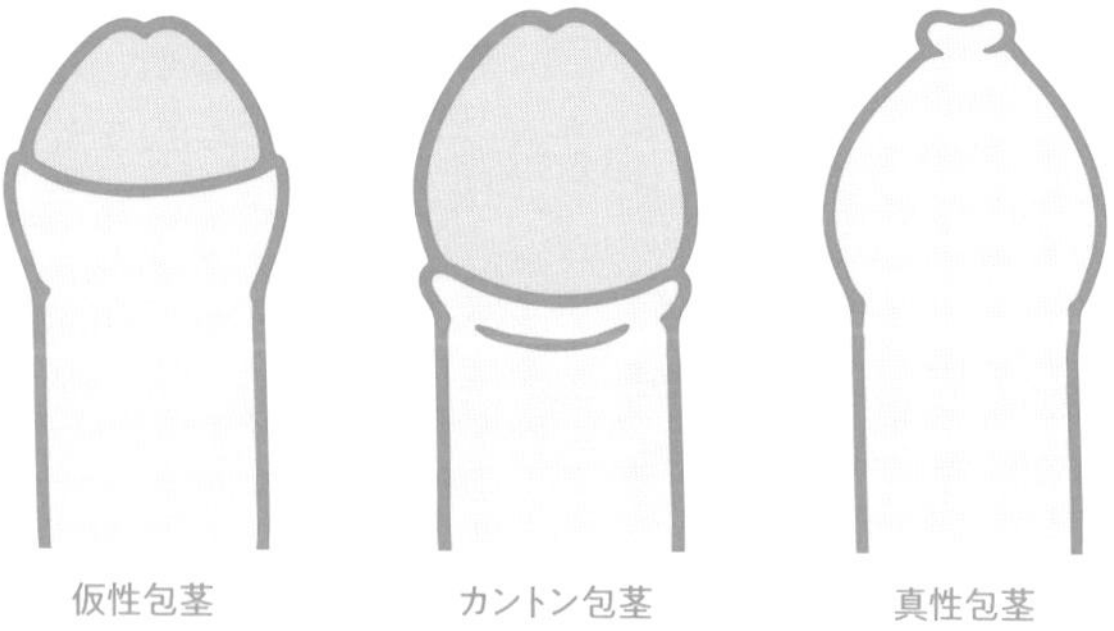

図2　包茎の種類

（Q5）。なお、恥垢は汚いと思いがちですが、通常の垢となんら変わりはないので必要以上に気にする必要はありません。

また、仮性包茎の一種にカントン包茎があります。これは、亀頭を露出した時に陰茎が包皮によって締め付けられてしまうことが原因で生じます。カントン包茎は小児に多く、包皮を剥くと痛みを生じたり、亀頭を露出した時に包皮が腫れてしまったりするケースなどがあります。これらを放置しておくと、亀頭壊死のリスクがあります。

包茎の中でもとくに注意が必要なのが真性包茎です。このタイプは尿道口が露出しないので、さまざまなトラブルが生じる可能性があります。真性包茎の代表的なリスクとしては、射精障害や排尿障害、マイクロペニス（Q26）、さまざまな感染症への罹患などがあります。実際の治療としては、亀頭の下で縫合し、傷が目立たない「亀頭直下埋没法」が一般的に行われ、真性包茎やカントン包茎の場合は、余分な包皮などを取り除く手術を行います。このように、いずれの包茎の場合も、感染症予防などの観点から衛生面に注意することは大切です。それでは適切な陰茎の洗浄方法をマスターしておきましょう。

Q5 陰茎の臭いが気になるので洗い方を教えてください。

毎日湯船につかっていれば陰茎を必要以上に洗う必要はありません。洗い過ぎが臭いの原因になることもあります。

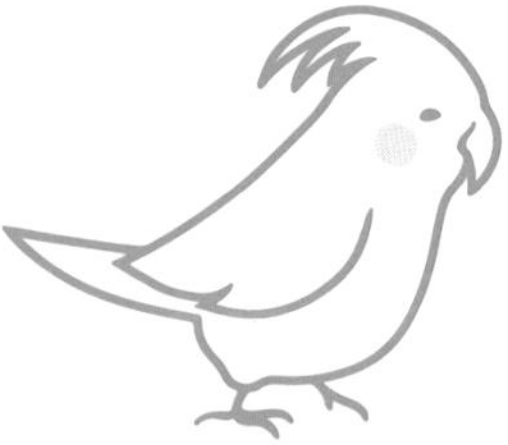

「25歳男性。陰茎を剥いたところ、彼女から臭いがあるよと指摘され、神経質になって困っています」「64歳男性。仮性包茎のため、下着から尿の臭いがしてとても困っている」という質問を頂いたことがあります。お恥ずかしいですが、私はたまにクンクンしちゃいます。なぜかというと、パートナーの身につけたものに安心感を感じるからです。それくらい私は好きなんです。あ、失礼しました。これは服を借りた時の話です（笑）。ちなみに、お二方に臭いの原因を尋ねたところ、「包茎のため陰茎の病気になったのではないかと思った」という回答が返ってきました。では実際のところはどうなのでしょうか？

実は陰茎が包皮に包まれ、衛生的にも悪い状態にあるからといって必ずしも感染症や炎症を起こすわけではありません。そもそも陰茎は下着に覆われた状態であることが多く、汗で蒸れたり、お小水が付着したりするのは普通のことです。この場合にむしろ重要になるのは陰茎の洗い方です。そこで、私がさまざまな医師から聞いた陰茎の適切な洗い方を紹介します。

まずお風呂に入る前に包皮を剥ける方はしっかりと剥きましょう。そして、陰茎の臭いが気になるからといって強く洗うのはＮＧです。泌尿器科勤務時代に医師から「洗い過ぎですね……」と言われる患者さんがあまりに多くてびっくりしたことがあります。ちなみに、毎日湯船につかっているのであれば、石鹸で亀頭を洗う必要はありません。実は亀頭に直接お湯をかけるのも刺激が強過ぎてしまいます。タオルで擦るのはもってのほかです。亀頭は優しく労ってあげてください。

なぜなら、亀頭や包皮は毛穴から必要な油脂が出ているからです。多少臭いや違和感があるからといって陰茎を念入りにボディソープなどで洗ってしまうと、必要な油分がとれてしまい、乾燥したり、皮膚の表面に傷ができたりしてしまいます。ちなみに、みなさんは緊張が原因で口が乾いて口臭が気になったことはありませんか？　これと同じ原理で乾燥は臭いの大敵なのです。陰茎の洗い過ぎは陰茎の臭いに影響をもたらす可能性もあることを覚えておきましょう。

陰茎の洗い方のポイントについてお分かり頂けたでしょうか？　陰茎の洗い方と同様に男性の嗜みとして押さえておきたいのが、コンドームの適切な使い方です。コンドームの使い方を知ることとは、パートナーを守ることになりますが、その際に重要になるのがコンドームのサイズ選びです。みなさんはご自身のコンドームのサイズをご存じでしょうか？　簡単にできるコンドームのサイズチェックの方法を紹介します。

Q6 コンドームの適切なサイズの調べ方を教えてください。

トイレットペーパーを使った計測方法がおすすめです。

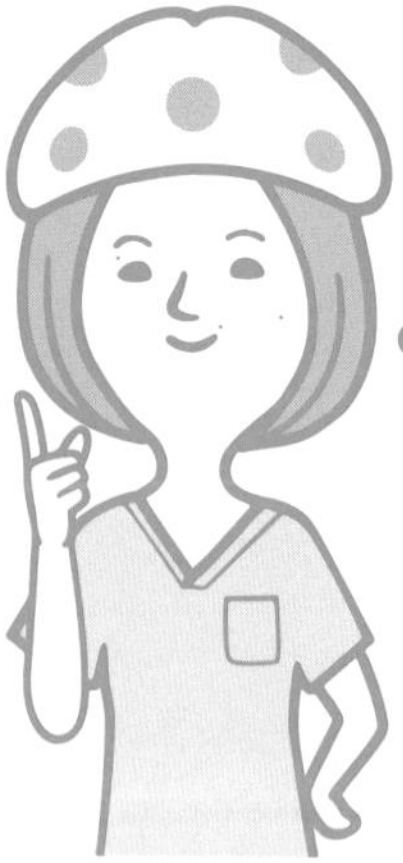

「17歳男性。学生にはコンドームが高いので、サイズ選びに失敗したくありません。どれを買えばよいでしょうか？」という質問をもらったことがあります。私はこの学生さんに対し、コンドームを着ける必要性を知り、かつ自分に合ったサイズを選ぼうという積極的な姿勢に感動しました（私も熱心に女性雑誌の特集を読み、性に関する知識を吸収していました。そんな若かりし頃を思い出しました……）。それでは、身近なものを活用して手軽にコンドームのサイズ（表1）を測る方法を紹介しましょう。

まず、準備するのは、トイレットペーパーの芯です。「どんなトイレットペーパーか？」という質問をよく受けますが、どれでも構いません。実は、トイレットペーパーの芯はJIS規格で38㎜（±1㎜）と決まっているからです。計測方法は、トイレットペーパーに勃起した陰茎を通すだけです。その時の隙間の具合でコンドームのサイズの大体の目安が分かります。Sサイズは陰茎と芯の隙間が大きく、Mサイズは隙間があまりありません。一方、Lサイズは芯に入らない、もしくはきついという状態になります。XLサイズはそもそも芯に通すことも憚られるような大きさになります。

結果はどうでしたでしょうか？　たとえ、サイズが大き過ぎたり、小さ過ぎたりしても悩まないでください。あくまでコンドームのサイズは適切に使用するための目安でしかありません。これらの情報を参考にコンドームを選べば、サイズを大きく間違えることは減るはずです。この情報を動画で公開したところ、「32歳男性。こんなに簡単に測れるなんて知らなかった」「62歳男性。早く知っていれば、ラブホテルに置いてある合わないサイズのものを無理やり使わなくて済んだのに……」など、多くの反響を頂きました。その一方で、薬局のレジのお姉さんに見栄を張りたくてついつい大きいサイズを買ってしまうという方もいらっしゃいました（男性はいつまでも見栄を張りたいのですね）。

ちなみに、コンドームはサイズだけでなく使用感も重要です。本来であれば、たくさんのコンドームの中から自分に合ったものをチョイスしたいところですが、なかなかそうはいきません。そこで、おすすめなのが、「世界エイズデー」などに代表されるコンドームメーカーや各種団体が主宰する啓発イベントへの参加です。こうしたイベントでは、コンドームの装着方法をレクチャーするのみならず、コンドームにまつわる最新トピックに至るまで情報を集めることができます。イベントによっては、コンドームの試供品もプレゼントしているので、Webサイトで情報をチェックするとよいでしょう。

ここまで、コンドームについて見てきました。ちなみに性行為の際、女性は男性の陰茎をどのように見ているのでしょうか？　みなさん気になりますよね？　パートナーには聞けない女性のホンネをこっそり覗いてみましょう。

表1　コンドームのサイズ

コンドームのサイズ	亀頭の直径
S	27~31mm
M	32~36mm
L	37~41mm
XL	42~46mm

Q7 女性は陰茎の硬さ、太さ、長さのどれを重視しているのでしょうか？

女性は陰茎の硬さを最も重視しています。ただし、女性の中イキはその他の要因が大きな影響を与えます。

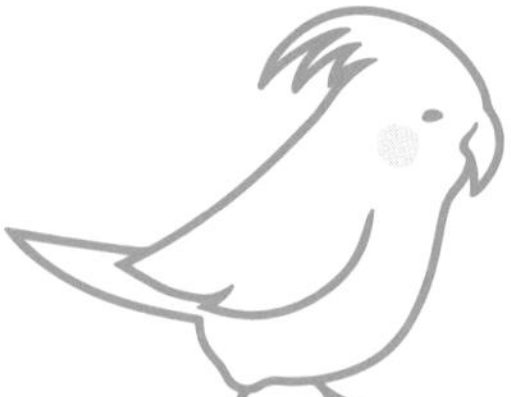

「32歳男性。女性は陰茎の何を重視していますか？」「43歳男性。マッキー、正直なところ女性は陰茎が大きいほうがいいの？」など、質問攻めに遭います。ふふふ。やはり気になりますか。

逆に質問を寄せた男性方に「彼女や奥さんには聞かないんですか？」と尋ねると、「聞けないよ。もし、大きいほうがいいなんて言われたら自信なくす……」といった蚊が鳴くような細々とした声が聞こえてきます。男性にとっては聞きたくても異性には聞けない質問のようです。そういった質問を私に包み隠さずしてくださるのは、うれしくもあるのと同時に時々複雑な気持ちになることもあります（笑）。それでは、メンズヘルス部長の私が腕まくりをして女性のホンネをお伝えします。

3Dプリンタでつくったあらゆる形状の陰茎の模型を男性との関係性を想定し、女性に選んでもらった研究では「大半の女性が理想とする陰茎は、長さ、太さともに、統計の平均値に近い[14]」という結果が出ました。加えて、「長く付き合う相手よりも一夜限りの相手のほうが理想とする陰茎のサイズが若干大きい[14]」ことも分かりました。このようにデータからは女性が必ずしも陰茎の大きさを重視していないことが分かります。

また、女性の中イキ（膣オーガズム）について調べた研究では「陰茎の大きさよりも女性がオーガズムの際に膣が重要な要素であることをしっかりと理解していることや、性行為中に膣の感覚に集中していることのほうが重要である」[15]ことが分かりました。このように、女性の性行為の満足度においても陰茎の大きさは必ずしも重要な要素ではないことがお分かりになったのではないでしょうか？　ちなみに、私の周りを見ても性行為中に膣に集中している女性は少ないようです。性行為中にどんなことを考えているかについて尋ねてみたところ、「お腹が出ていると思われていないだろうか」「声が大き過ぎないか」「二重顎になっていないか」などの不安で頭の中はいっぱいだと言います。

一方で、男性にとって気になる研究もあります。女性を対象にした陰茎に求める質に関する調査では、「女性が重視したのは陰茎の硬さ、太さ、長さの順だった」[16]ことが報告されました。確かに、女性が自慰行為に及ぶ際、男性器を模倣したグッズを用いることがありますが、その中にはソフトなものは存在しません。洋服や下着選びではソフトな肌感を重視する女性たちですから、市場にないということはニーズがないと言えるでしょう。

ところで、視聴者のみなさんから「マッキーはきっと太さだよね。いや硬さかな？」などと、まことしやかに囁かれていますが、実は１５００本を超えるYouTubeチャンネルの中で1度だけ私は「○○を重視している」とお伝えしました。さあ、関心のある方は藁の中から針を探すかのように私の動画をたくさん見てくださいね。

では、陰茎の硬さを左右する男性機能を上げるにはどうすればよいのでしょうか？　次章では男性機能を上げる食事や生活や注意点についてくわしく見ていきましょう。

コラム1
ある泌尿器科フリーランス看護師の生態と習慣

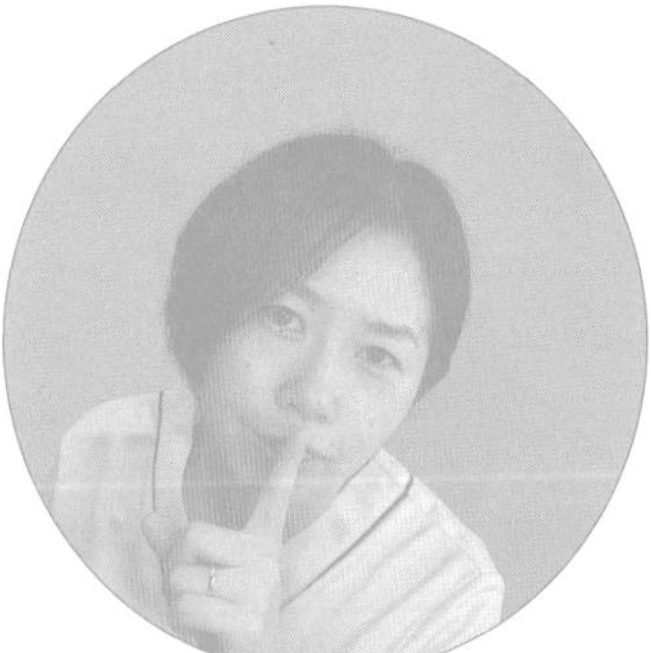

看護師は「全国に168万人（2019年）ほどいますが、施設に所属しない看護師はそのうち1％もいない[17]」と言われています。また、「ICU（集中治療室）でバリバリ働く！」「がん専門看護師になるんだ！」という看護師はいますが、私のように「泌尿器科領域を極めたい」という看護師はほとんどいないのではないでしょうか。レアポケモンとでも言うべき泌尿器科フリーランス看護師の生態を紹介します。

①仕事内容

具体的には、泌尿器科領域の情報を発信するためにYouTubeライブ、YouTube撮影などを行っています。また、泌尿器科領域の研究をするために被験者を集めたり、日本メンズヘルス医学会で発表するアンケート作成なども行っています。

【マッキーのある1日】

6：15　起床

6：30　朝のラジオ体操（YouTubeライブ、人数と投稿コメントを見て視聴者が何に困っているのかを把握する）

8：00　YouTubeコメント欄、公式SNSに寄せられる悩みに回答するために文献を検索

9：00　男性が匿名で相談、雑談できる「マッキーの保健室」（オンラインサロン）メンバーの書き込みを確認し、返信

10：00　YouTubeで情報を配信するために、泌尿器科のWebサイトを検索。問診表をダウンロードし、問診の内容、患者が書き込みやすい内容になっているかを確認。実際に電話し、受診方法を確認することもある
12：00　友人とランチ
15：00　メンズヘルス対面相談あるいは、オリジナルの朝勃ちチェック表や泌尿器科専用問診票の内容をブラッシュアップ
17：00　YouTubeアンケート作成、オンラインサロンのコラム作成と動画撮影
20：00　サウナ関連の仕事と動画撮影
22：00　泌尿器科医師と不定期でミーティング
23：00　布団の上で筋トレを行い就寝

②マッキーの生活習慣

メンズヘルスの情報を発信するなかで、度々生活習慣の改善が必要になることを紹介しています。看護師という職業柄もありますが、これには私自身の経験が関係しています。

実は一人目の出産時に妊娠高血圧症候群の治療と東日本大震災が重なり、体重が20kg増えました（当時の写真は焼き払いました。足首がなくなり、パンパンな身体になりました）。

もう二度とそのような経験をしないためにも、そして、みなさんに健康情報を発信するうえでも自己管理は必須だと考え、試行錯誤を行ってきた結果、現在はベスト体重を無理せず維持できています。そこで、仕事が忙しくて生活習慣の改善がなかなか難しいというみなさんにマッキー流の無理なく続けられる習慣を紹介します。

1. 空腹を感じてから食事をする
↓食事を「しなければならないもの」ととらえない

2. 小腹が空いたらナッツ類を食べる
↓咀嚼回数が多くなるので満腹感が増し、栄養価も高い

3. ノンカフェインの飲料を数種類常備
↓飲み物はついつい手が伸びてしまうので意識的に環境を整える

4．自宅に砂糖の入った菓子を持ち込まない
↓私の場合、お菓子を常備すると2kgは増える
5．コーヒーは14時までに飲み終える
↓質の高い睡眠をとるために、摂取時間を決める
6．ビタミン、ミネラルなどのサプリメントを飲む
↓髪と骨の健康のために飲んでいる
7．スマートウオッチを身につけ、1日1万歩歩き、睡眠スコアを平均80点以上になるよう意識
↓運動量と睡眠データを正しく把握する
8．体組成計に毎日乗り、増え過ぎていないかチェック
↓自分の状態を客観的に把握

③折れないメンタルのつくり方

ＳＮＳを主な活動領域にしているため、情報発信には細心の注意を払っていますが、時に心ないコメントが寄せられることがあります。世間的にはいまだイロモノとして認識されている私であっても、傷つくことはあるのです（誰にも信じてもらえません……）。しかし、メンタルの回復が尋常ではないほど早いと自負しております。

そんな私がおすすめしたいのが、感情を吐き出せる場所をつくることです。もちろん、家族でもかまいませんが、むしろ私は他人のほうがよいと考えています。ちなみに、私は「現在の心理状態や最近考えていること」を友人に報告しています。この時、注意したいのがあくまで現状報告で相談はしないということです。回答を求めると、友人の時間を奪ってしまいます。自分の気持ちを吐き出すだけで気持ちがスッキリするはずです。

もし、聞いてくれる人がいない場合は、紙に書き出すのもおすすめです。「はじめに」でも触れましたが、男性は悩みを人に言えないことがあります。「本当に効果があるの？」と疑心暗鬼な方もいるかと思いますが、視聴者の方からも「ストレスが和らいだ」とうれしい報告も頂いています。辛い時は感情を吐き出すことを選択肢に入れてみてください。

第2章

食事・生活編

Q8 男性機能を上げるのに大切なホルモンは何ですか？

男性機能の中でもとくに大切な勃起と射精に大きな影響を与えているのがテストステロンです。

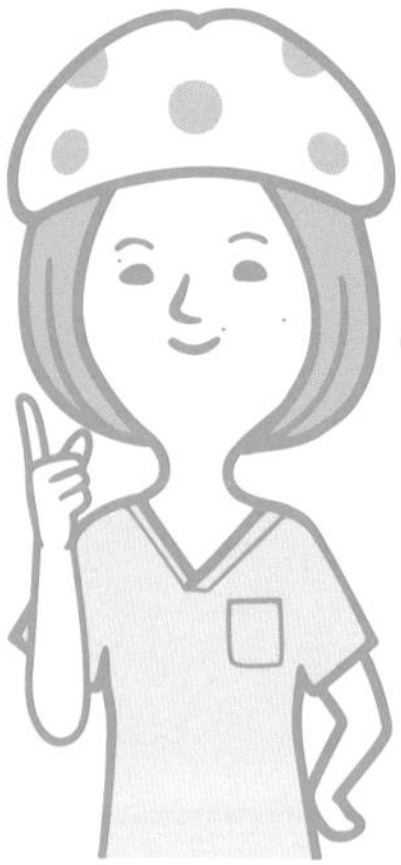

「絶対あの人は男性機能もすごいんだろうな……」と第六感で感じさせる男性に会ったことはありませんか？　はつらつとし、肌つやもよく、まるで勝ち組を漂わせる雰囲気。そうした方々に共通しているのが、男性ホルモンの一種「テストステロン」の分泌量が多いということです。つまり、テストステロンを上げれば、みなさんも勝ち組になれる可能性があるのです！　ちなみに、メンズヘルスに関連する疾患もこのホルモンの分泌量が減少することで生じます。本書では、男性機能を上げるテストステロンを増やす食事や生活の方法を紹介します。今、前のめりになりましたね？　まずはテストステロンが分泌されるメカニズムについてきちんと理解していきましょう。

　男性機能をつかさどるテストステロンは、ほとんどが精巣でつくられていますが、実は女性の体内でも生成されているホルモンです。テストステロンは、性の分化に関係しており、胎生期の10～15週、生後3～6ヵ月に一時的に多く分泌し、「脳の男性化[8]」や生殖器の発達に関係しています。その後、男児の体内のテストステロン濃度は女児と同程度になりますが、第二次性徴期を迎えると、再びテストステロンの分泌が増えます。陰毛が生えたり、精通が生じたりするなど、男性の身体へと変化していく際に大きな影響を与え、急激な身長の伸びにも一部関係しています（このメカニズムを知って、私は思春期の部活動の更衣室が香ばしい匂いになる理由が納得できました）。また、テストステロンには筋肉量の増加を促し、いわゆる男性的な身体をつくる働きもあります。

その一方で、テストステロンは精神などにも影響を与えます。研究でもテストステロンの分泌が減ると、「知的活動や認知機能、気分変調、睡眠障害などを生じる」[19]ことが分かっています。

このようにテストステロンの減少は、生活に大きな影響を及ぼす可能性があるので、注意が必要です。また、テストステロンは男性の性欲や性衝動にも大きな影響を与えています。みなさんは異性を惹きつける「フェロモン」をご存じでしょうか？　テストステロンはこの一種の体臭を発生させる働きも持っているのです。

男性にとってテストステロンは、心身の健康のみならず、発達をもたらす重要なホルモンであることをお分かり頂けたと思いますが、20代をピークに加齢とともに徐々に分泌量が少なくなっていきます。そこで、食事や生活でテストステロンの分泌量を増やしていくことが必須になります。まずは、男性機能を上げる食べものについてくわしく見ていきましょう。

Q9 男性機能を上げる食べものを教えてください。

たんぱく質、とくに肉類がおすすめです。

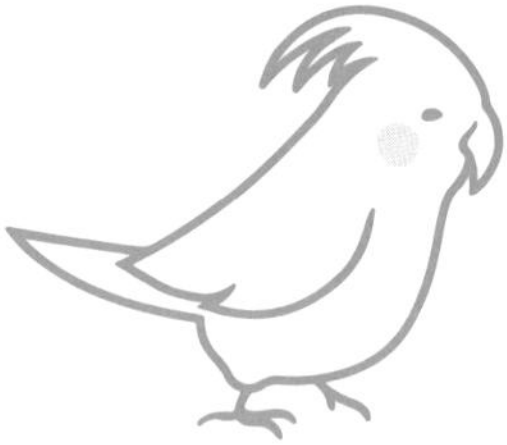

「男性機能を上げるために毎日摂取しているもの」[*4]についてアンケートを取ったところ、食べものでは「肉やスッポン」といった回答がありました。ちなみに、肉については昔から精力を上げる食べものだとよく言われています。一昔前は、「いっしょに焼肉を食べている男女は深い関係にあり、今夜一線を越える可能性が高い」などと、まことしやかに言われたことがありました。確かに、焼肉は服に匂いがついてしまったり、相手の好みを把握したりするなどといった細かな配慮が要求されるので、親密な関係になってからでないと、なかなか食べに行く機会がありません。では、実際に男性機能を上げる食べものにはどんなものがあるのでしょうか？

まず、おすすめしたいのがたんぱく質を多く含んだ食べものです。たんぱく質にはコレステロールをテストステロンに変換する役割があり、とくに、肉や魚などの動物性たんぱく質は体内の吸収がよく、テストステロン濃度を上昇させます。その中でもとくにおすすめなのが、アミノ酸の一種「カルニチン」を豊富に含むラム肉（図3）です。カルニチンにも、テストステロンの分泌を増やす作用があります。研究によると、「経口カルニチンを毎日摂取したところ、精子の活動が高まった[20]」ことが報告されています。

なお、肉類に多く含まれるビタミンB_1とニンニクなどに含まれる「アリシン」が結びつくと、テストステロンがさらに増えると言われています。ラットを対象にした研究ではありますが、「牛乳などに含まれるたんぱく質（カゼイン）とニンニクを組み合わせて摂取すると、テストステロン濃度が上昇する[21]」ことが分かっています。ただし、生のニンニクはかえってテストステロン濃度が下がってしまうので注意が必要です。つまり、男性が女性を落としたい時に焼肉に連れていくことは研究からも理にかなっていると言えます。その際はラム肉を使ったジンギスカンなどを誘ってみてはいかがでしょうか？　ちなみに私は焼肉が大好きです。あ、誰も聞いていませんね。失礼しました。

一方、小麦、トウモロコシ、米などの植物性たんぱく質を含む食べものには、テストステロンを増やすアミノ酸の一種である「リジン」がほとんど含まれていません。したがって、摂取するのであれば、大豆製品がおすすめです。[22]主菜には動物性たんぱく質や大豆製品、そして、ブロッコリーやホウレンソウなどのテストステロンを上げる作用のある食べもの（表2[23]）を取り入れてバランスのよい食事を心掛けましょう。
ちなみに、みなさんの中には小麦でできたパンや麺類などの炭水化物のみで食事を済ませてしまう方もいらっしゃるのではないでしょうか？　実はパンの材料を小麦から大豆にしたり、麺類をそばに置き換えたりするだけでもリジンを効率的に摂取できるのでおすすめです。男性機能を上げる食べものについて紹介しましたが、反対にテストステロンの分泌を下げる食べものがあることをご存じでしょうか？　これについて見ていきましょう。

表2　テストステロンを上げる食べもの

分類	食品名
畜産食品・乳製品	牛肉、卵、馬肉、ヨーグルト
魚介類	アサリ、牡蠣、鮭、はまぐり、マグロ
野菜	アボカド、カボチャ、セリ、セロリ、タマネギ、ニンニク、ブロッコリー、ホウレンソウ
キノコ類	トリュフ、マッシュルーム
果物	ザクロ、パイナップル、バナナ
その他	オリーブオイル、ごま油、唐辛子、ナッツ、はちみつ

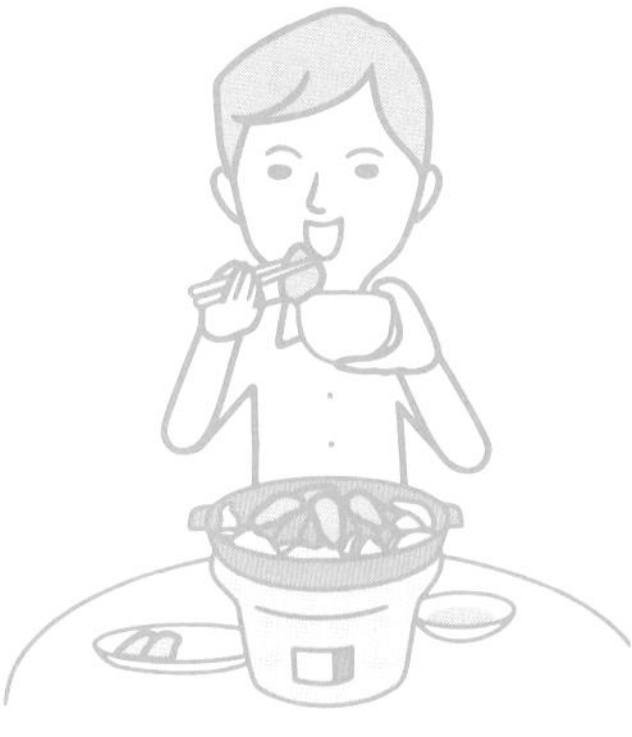
図3　ジンギスカンを食べる亀田さん

Q 10 男性機能を下げる食べものを教えてください。

砂糖とお酒の摂り過ぎはテストステロンの分泌が下がります。ただし、食生活のバランスを意識してください。

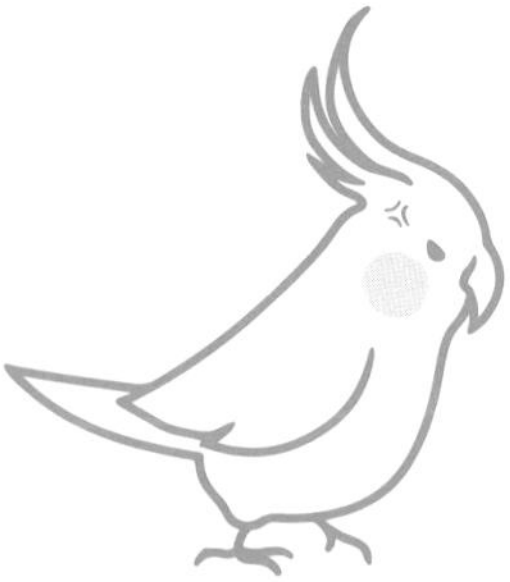

「48歳男性。一人暮らしでいつもコンビニ弁当を食べている」「52歳男性。カップラーメンをほぼ毎日食べ、スープもすべて飲み干している」など、私のもとに寄せられた質問を見ていると食生活が偏っている印象の方が多くいます。あえてこの場を借りて言わせてください。仕事上の付き合いでの外食や飲み会でみなさんが日々忙しいのは分かります。時にはお姉さんがお酌してくれるお店ではしゃいでいることも私は知っています。しかし、まさか食事をつくるのが面倒臭い、つくり方が分からない、つくってくれる人がいないなどといった、大の大人がぬるい考えを持ってはいませんよね？　食生活は、男性機能はおろか健康の基本です。みなさんは自信がみなぎる本物の男になりたいのですよね？それならば、食生活を見直してほしいと思います。

まず、注意したいのが精製された砂糖です。研究でも「砂糖入り飲料を多量に摂取している男性（20～39歳）ほど体内のテストステロン濃度が低下している[24]」ことが分かっています。とくにパンやデザート類（図4）は精製された砂糖がふんだんに使われており、過剰な摂取は肥満や糖尿病にもつながります。「じゃあ甘いものを止めればいいんでしょ？」と思われるかもしれませんが、そう単純な話ではありません。糖分は適度に摂取しないと、エネルギー不足になり、かえってテストステロンの分泌が減ってしまうのです。また、体重や男性機能の低下を気にしているからといって、「糖質制限をすると、テストステロンが低下し、循環器系疾患のリスクが上がる」[25]ことも分かっています。したがって、必要以上に糖質の量を気にするのではなく、バランスのよい食生活を送ることを心掛けましょう。

　ちなみに、晩酌にアルコール飲料を飲むことを楽しみにしている方もいるかと思いますが、研究では「大量のアルコール（エタノール）はテストステロンの産

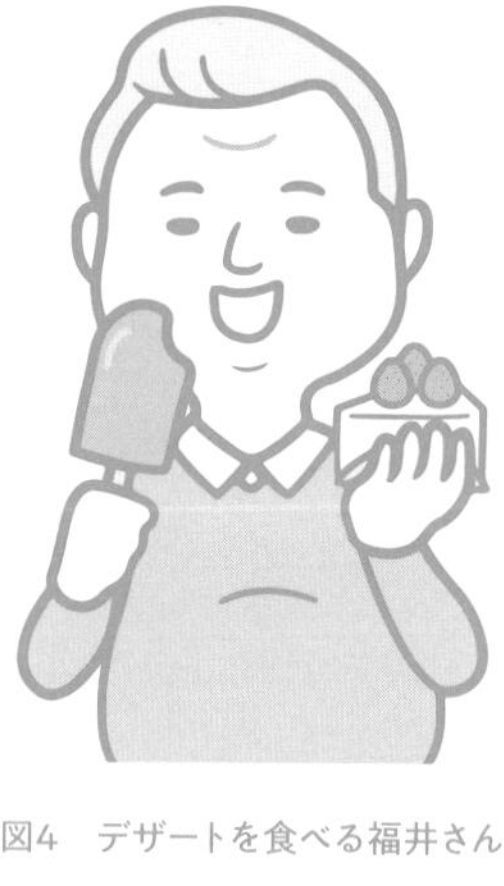

図4　デザートを食べる福井さん

生を抑える」[26]ことが分かっています。お酒を飲み過ぎると、睾丸の組織を損傷し、精子がうまくつくれなくなる可能性もあるので注意してください。中高年のみなさんの職場では、お酒ありきのコミュニケーションが当たり前になっているかもしれませんが、若い人たちの間ではアルコールを飲まない「ソバーキュリアス」の方が増えています。こうした時代の変化をきっかけにお酒との付き合い方を見直してみるのもよいかもしれません。

本項では、みなさんに食事の重要性を知って頂くために、少々厳しく言いました。なぜ、私が食の大切さを訴えたいかというと、病院勤務時代の患者さんのエピソードが深く関係しています。男性機能を高める食事について栄養素の面からくわしく見ていきましょう。

Q 11 男性機能を高める栄養素を教えてください。

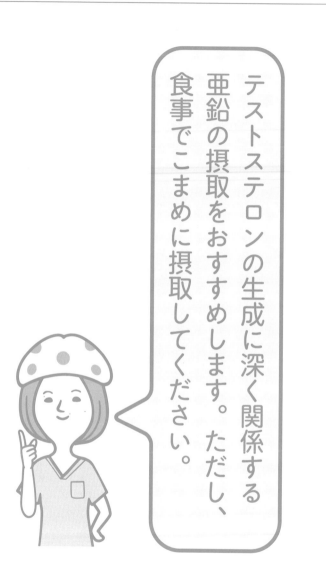

テストステロンの生成に深く関係する亜鉛の摂取をおすすめします。ただし、食事でこまめに摂取してください。

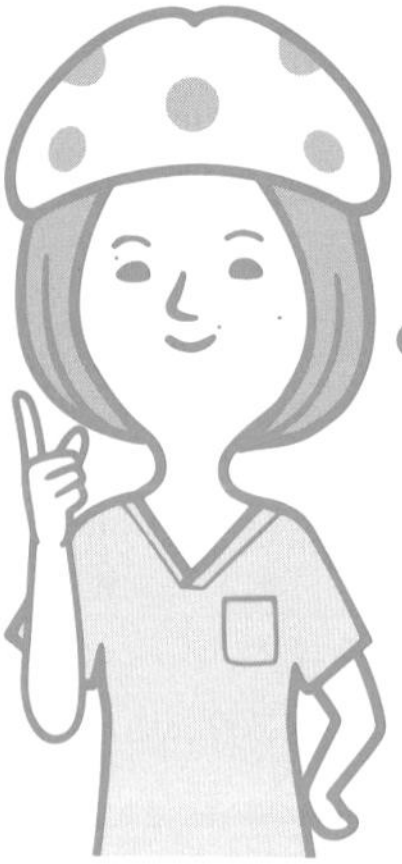

「20歳下の彼女ができた！」「生涯現役！」など、男性機能アップを謳ったWeb上のサプリメントなどの広告を見ると、必ず成分として含まれているのが亜鉛です。ちなみに、アンケートでも「亜鉛を定期的に摂取している方が多い」[*4]ことが分かりました。しかし、亜鉛はたんぱく質や脂質などとは違い、学校で習う機会も少ないので、私たちにはあまり馴染みがないかもしれません。

かく言う私自身も看護学校で亜鉛について深く教わった記憶はありません。実は亜鉛の有効性を知ったのは、看護学校を卒業して6年目の内科勤務時代のことでした。ある女性の患者さんは「何を食べても味がしなくて……。食事の準備ができないんです」と味覚異常を訴え、大変困った様子で来院されました。すると、医師は「味覚異常は亜鉛不足が原因です。亜鉛を処方しておきますね」と患者さんに伝えました。この時、私は「亜鉛と味覚異常？　はて？」と考え込んでしまいました。そこで、亜鉛と味覚の関係性について調べてみると、舌には味を感じる細胞があり、その細胞の生成には亜鉛が関係していること、さらに亜鉛は直接摂取することによってしか補給できないことが分かりました。この時、バランスが取れた食生活がいかに大事か、そして、食生活が私たちに実感できる形で大きな影響を及ぼすことも知りました。

亜鉛は「成人の体内に約2g含まれ、そのほとんどが筋肉と骨中に含まれ、皮膚などに存在している[27]」ことが知られています。ちなみに、中高年男性のみなさんが男性機能と同等かそれ以上に気にしているのが頭髪に関する悩みです。実は亜鉛不足になると、皮膚の新陳代謝がうまくいかなくなり、抜け毛の原因になることもあるのです。研究でも「亜鉛不足の母親の母乳を飲んだ新生児が脱毛症になった[28]」ことも分かっています。

ちなみに、「1日あたりの成人男性の亜鉛の摂取基準量（2020年）は11mg（75歳以上は10mg[27]）」とされており、食べものの中では、とくに牡蠣（図5）に多く含まれています（表3[27]）。研究によると、「亜鉛不足の高齢男性が6ヵ月間亜鉛を摂取し続けた結果、テストステロン値が約2倍になった[29]」という報告もあります。本項を読んで亜鉛サプリメントを通販で購入しようと思った方、ちょっと待ってください！　亜鉛をサプリメントなどで一度にたくさん摂ると、吸収率が低下し、銅や鉄の吸収が阻害されます。研究でも「牡蠣の過剰摂取で銅欠乏になった[30]」ことも分かっています。したがって、亜鉛はなるべく食事でこまめに摂取することをおすすめします。男性機能によい食事やその注意点について見てきましたが、巷では健康のためにメタボリックシンドロームにならないことが推奨されています。では、男性機能を高めるうえで適した体型というのはあるのでしょうか？　これについて見ていきます。

表3　亜鉛を含む食べもの
（文部科学省. 食品データベースより引用）

食品名	可食部100gあたりの亜鉛含有量（mg）
牡蠣 養殖 生	14
かたくちいわし 田作り	7.9
かぼちゃ いり 味付け	7.7
ぶた 肝臓（レバー）生	6.9
ごま いり	5.9
うし [交雑牛肉] もも 赤肉 生	4.8
きな粉 全粒大豆 黄大豆	4.1

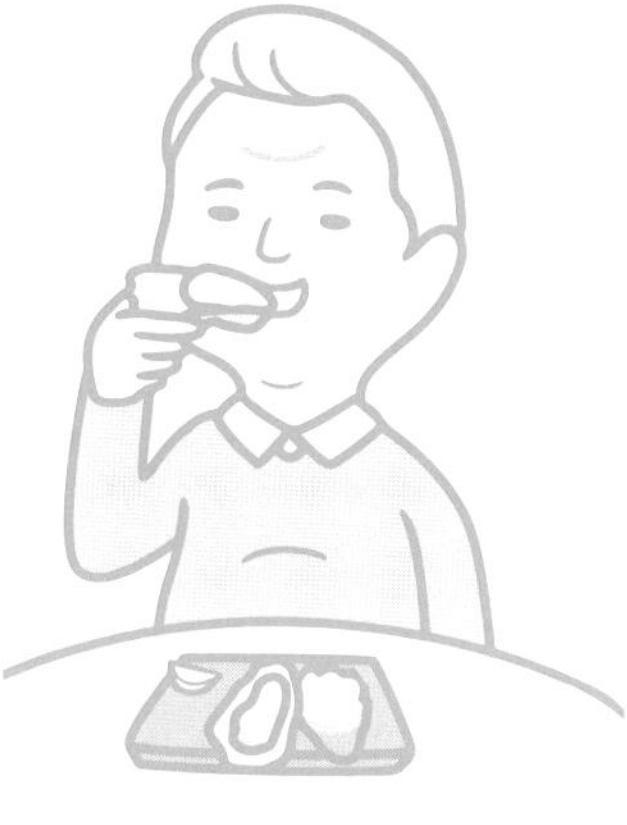

図5　牡蠣を食べる福井さん

Q12 男性機能を高めるためにダイエットをしたほうがよいですか？

肥満はテストステロンを下げますが、過度なダイエットは禁物です。テストステロンを低下させる可能性があります。

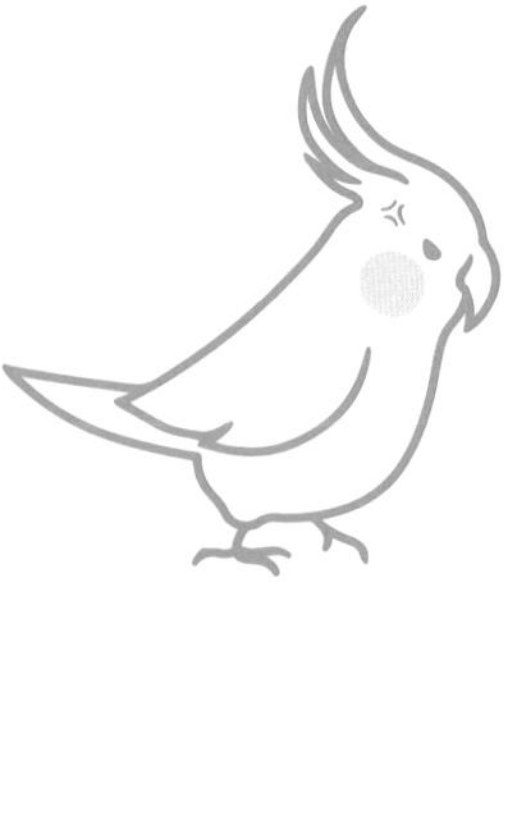

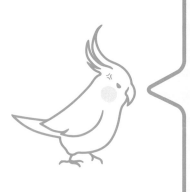

「56歳男性。体重が100kgまで増え、勃起力が衰えました」「45歳男性。久しぶりに会った人に『腹が出たな』と言われ、朝勃ちも減ってきました」など、肥満と男性機能に関する悩みがよく寄せられます。腹囲と体重に関するアンケートを取ってみたところ、「体重70kg台以上の割合が約6割」[*5]「腹囲90cm以上の割合は約半数」[*6]もいることが分かりました。この結果を見ると、視聴者の方々の大半はぽっこりお腹のシルエットのようです。ちなみに、アンケートを見ると、肥満とメタボリックシンドロームをほぼ同じ意味でとらえている方が多いようです。実はそれぞれの定義は全く異なることをご存じでしょうか？

まず、メタボリックシンドロームは男性の場合、「ウエスト周囲長の増大で評価される内臓脂肪蓄積があり、血圧、血糖、血清脂質のうち2つ以上が基準値から外れる」と診断されます（表4）[31]。一方、肥満はBMIという数値で判断され、体重（kg）÷（身長〈m〉×身長〈m〉）で計算します。なお、BMIは18・5以上25未満であれば普通体重、18・5未満なら低体重で25以上の場合は肥満と判定されます（表5）[31]。さらに、肥満に該当（BMI25以上）し、「肥満症の診断に必要な健康障害」（表6）[31]を合併するか、「内臓脂肪型肥満※」と診断される場合を「肥満症」と言い、減量を伴う医学的治療の対象になります（BMI35以上を高度肥満症ともいう）。

なお、研究では「20～40代の若い男性でも肥満によってテストステロンが低下する」[32]「30歳以上の男性はメタボリックシンドロームの可能性が高いほど、テストステロンが低い」[33]ことも分かっています。とはいえ、ただ闇雲にダイエットをすればいいかと言うとそう単純な問題ではありません。Q10で紹介した通り、過度な糖質制限などはかえってテストステロンを下げます。

したがって、肥満症と診断された場合には、食事や運動などの生活習慣の改善を行い、現体重の3％以上を目安に減量するとよいでしょう（高度肥満症の場合は現体重の5～10％〈合併する健康障害に応じて減量目標は異なる〉）。ただし、減量時も必要な栄養は積極的に摂取するように心掛けてください。男性機能を高める食事のポイントについて見てきましたが、生活習慣も大切になります。これについて見ていきましょう。

※内臓脂肪型肥満の診断：ウエスト周囲長のスクリーニングにより内臓脂肪蓄積を疑われ、腹部CT検査などによって内臓脂肪面積100㎠以上が測定されれば、内臓脂肪型肥満と診断する。

表4　メタボリックシンドロームの診断基準（男性）

必須項目	内臓脂肪蓄積	ウエスト周囲長 ≧ 85cm （内臓脂肪面積 ≧ 100㎠に相当）	
選択項目 3項目のうち 2項目以上	脂質異常	トリグリセライド値 かつ／または HDL-C値	≧ 150mg/dL ＜ 40mg/dL
	血圧高値	収縮期血圧 かつ／または 拡張期血圧	≧ 130mmHg ≧ 85mmHg
	高血糖	空腹時血糖値	≧ 110mg/dL

表5　肥満度分類

BMI(kg/㎡)	**判定**	
BMI ＜ 18.5	低体重	
18.5 ≦ BMI ＜ 25	普通体重	
25 ≦ BMI ＜ 30	肥満（1度）	
30 ≦ BMI ＜ 35	肥満（2度）	
35 ≦ BMI ＜ 40	高度肥満	肥満（3度）
40 ≦ BMI	高度肥満	肥満（4度）

表6　肥満症の診断に必要な健康障害

疾患名
1. 耐糖能障害（2型糖尿病・耐糖能異常など）
2. 脂質異常症
3. 高血圧
4. 高尿酸血症・痛風
5. 冠動脈疾患
6. 脳梗塞・一過性脳虚血発作
7. 非アルコール性脂肪性肝疾患
8. 月経異常・女性不妊
9. 閉塞性睡眠時無呼吸症候群・肥満低換気症候群
10. 運動器疾患（変形性関節症：膝関節・股関節・手指関節,変形性脊椎症）
11. 肥満関連腎臓病

表4-6　肥満症診療ガイドライン2022より引用

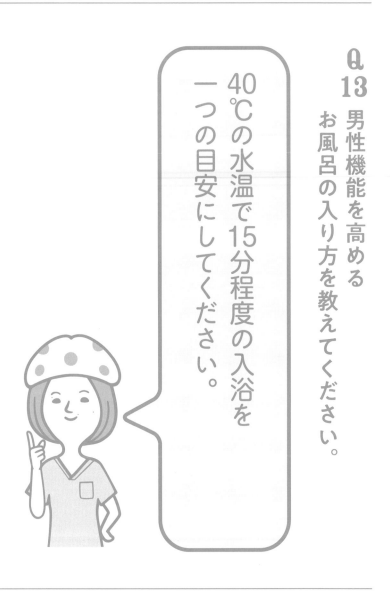

Q13 男性機能を高めるお風呂の入り方を教えてください。

40℃の水温で15分程度の入浴を一つの目安にしてください。

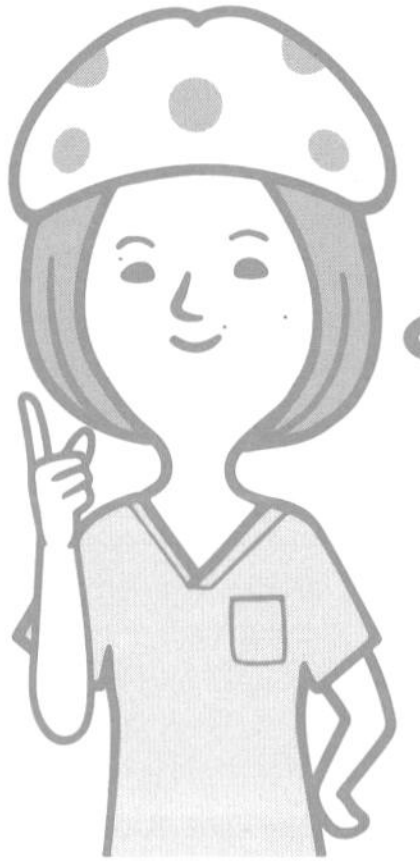

みなさんは「股間を温め過ぎると、男性機能が下がるらしい」という噂を聞いたことはありませんか？　巷では「ノートパソコンを膝の上に置くとよくない」「熱いお風呂に入るな」ということが言われています。実は日本には古来、睾丸を冷やして精力を増進させる「金冷法」という回春術があります。そうした習慣をご存じなのか銭湯やサウナに行くと、自信にみなぎった清々しい眼差しで水風呂に入っている方を見ます。では、実際のところどうなのでしょうか？

不妊男性を対象にした研究によると、「体温よりも高い温度のお風呂に週30分入ることを3ヵ月止めると、運動性の精子の数が平均で491％上昇した」[34]ことが報告されています。ちなみにこの研究は症例数が少なく、具体的なお風呂の温度も明らかにはされていないため、参考程度にとどめておくべきですが、少なくとも熱いお風呂が男性機能に悪い影響を与えるようです。

「じゃあ。明日から水風呂で精力抜群！」という声が聞こえてきそうですが、そう単純なことではありません。ある研究では、「冷水負荷によってテストステロン濃度が約10％低下した」[35]ことも分かっています。つまり、冷水を浴びると、男性機能を低下させる可能性があるのです。「あれ、体温よりも低い水を浴びればいいんじゃないの？」と思われたかもしれませんが、男性機能を上げるためには、シャワーやお風呂の温度や時間も大切なのです。

精子が造精される最適な温度を比較した研究では、「DNA合成は31℃で最大に、RNA・たんぱく合成は37℃〜40℃で最大になった[36]」ことが分かっています。したがって、入浴の際は37℃〜40℃を目安にし、妊活中の場合はシャワーを浴びるなど、精巣を温めないようにしてください。これを読んだみなさん、今すぐお風呂の設定温度を下げてみましょう。もしご家族から指摘があった場合は胸を張って「節電のため」とアピールしてみてください。きっと喜ばれること間違いなしです。ただし、長時間の入浴は精子の活動を弱めてしまいます。

では、具体的にはどれくらいの入浴時間がよいのでしょうか？

アンケートによると、「約半数の男性が冷え性であること[*7]」も分かりました。冷え性は、血流の悪さが原因で生じ、テストステロンの低下をもたらします。

なお、冷え性には入浴で身体を温めるのが効果的です。「40℃、15分程度の入浴で深部体温が約0・9℃上がる[37]」ので目安にするとよいでしょう。

ちなみに、私はサウナで熱波師もしていますす。ご存じではない方も多いかもしれませんが、サウナの中で熱した石（サウナストーン）に水をかけて高温の水蒸気を発生させ、大きなタオルで熱波を送る職業です。熱いお風呂に長時間入ると、男性機能を下げると言いながら、なぜ熱波師の資格を取ったのかと言うと、サウナで体調不良の女性を介抱する機会があったからです。

サウナに行ったある日のこと。なんと２人の女性がサウナ後に倒れる場面に遭遇しました。しかし、サウナで倒れた方にいきなり冷水を飲ませようとするなど、スタッフの方々の対応に多くの疑問が湧き、救護対応の知識を身につけることが必要ではないかと考えました。

そこで、現在は熱波師としてサウナ施設を訪問し、スタッフの方々に救護の研修なども行っています。

なお、サウナはストレス解消にうってつけですが、入り過ぎはテストステロンを下げる原因になるため、くれぐれもご注意を。

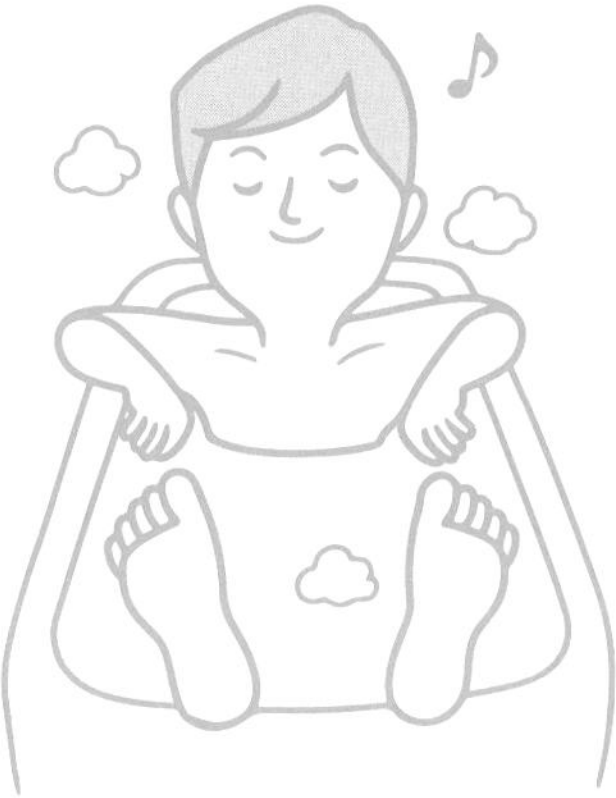

図6　お風呂に入る亀田さん

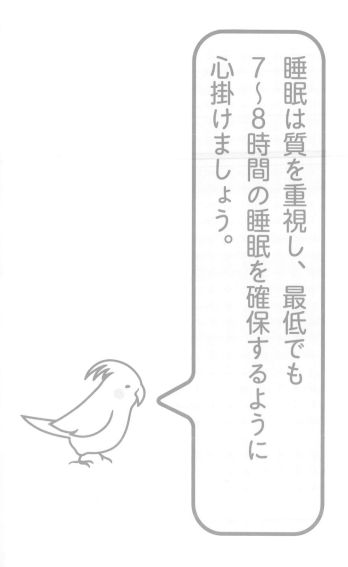

Q14 男性機能を高める睡眠の方法を教えてください。

睡眠は質を重視し、最低でも7~8時間の睡眠を確保するように心掛けましょう。

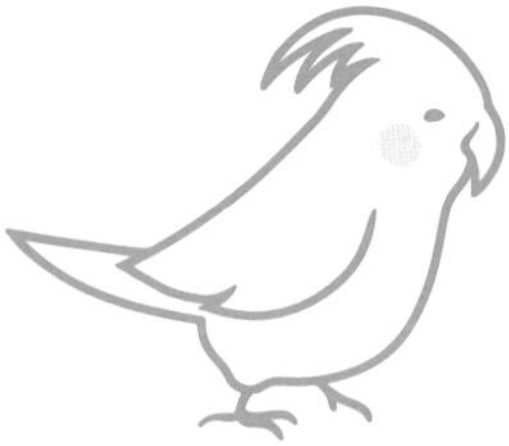

「42歳男性。睡眠中に途中で起きてしまい、3時間睡眠。男性機能への影響が心配です」「64歳男性。老いが進むにつれ、4時間しか眠れなくなった」といったように、中高年男性の睡眠不足は深刻です。こうしたコメントの数々に私は拍子抜けしました。あれほど毎日職場という戦場で戦っている男性がこれだけしか寝ていないなんて……。私が奥さんだったら絶対に言います。「お風呂にする？　ご飯にする？　それとも……」。ちなみに、睡眠に関するアンケートを募集したところ、「6時間睡眠が全体の3分の1以上を占め、5時間以下の方も約4分の1[*8]」もいました。では、男性機能を高めるためには、どのような睡眠をとればよいのでしょうか？

みなさんは睡眠不足で集中力が切れたり、ストレスが溜まった経験はありませんか？　日常生活でストレスを感じると、「コルチゾール」というホルモンが分泌され、その働きを抑えようとします。コルチゾールは睡眠中に多く分泌されますが、睡眠不足や寝つきが悪い状態が続くと減少し、日中にストレスを受けやすくなります。また、コルチゾールとテストステロンは表裏一体の関係にあり、研究でも「若年成人に徹夜させたところ、コルチゾールが21％増加し、テストステロンが24％減少した[38]」ことが分かっています。みなさんの中には冷や汗をかいた方も多いのではないでしょうか？

さらに、睡眠のタイミングも体内のテストステロンに影響を与えます。研究では「4〜5時間の睡眠時間になると睡眠のタイミングによってテストステロンを低下させる可能性がある[39]」という報告があります。この研究によると、「2時台に就寝した群ではテストステロンがほぼ変わらなかったものの、22時台に就寝した群は下がった[39]」ことも分かっています。睡眠のタイミングが重要なことがお分かり頂けたと思いますが、ではいったいどのくらいの睡眠が必要なのでしょうか？

データ上では、「日本人成人の1日の平均睡眠時間は男女ともに6時間以上7時間未満の割合が最も高く、次いで5時間以上6時間未満が高い[40]」「日本人の平均睡眠時間は、7時間22分とOECD加盟国30ヵ国のうち最下位[41]（2021年）」であることなども踏まえると、睡眠時間は最低でも7〜8時間を確保することが重要になります。

一方、睡眠は質も大切です。そこで、注意したいのが就寝前のスマートフォン操作です。研究によると「就寝1時間前にブルーライトを浴びると、深い眠りを妨げる[42]」ことが分かっているので、スマートフォンの使用方法には気をつけましょう。

また、寝つきをよくするために飲酒をする方もいらっしゃると思いますが、かえって睡眠の質を下げてしまいます。研究でも「アルコールを飲むと、睡眠が妨げられる[43]」ことが分かっているので、注意してください。

男性機能を高める食事、睡眠、入浴と来たら次に何が来るのか、みなさんは見当がつきますよね？　そう、運動です。私はみなさんに日常生活の中でぜひ運動を取り入れてほしいと考えています。では、男性機能を高める運動の方法について具体的に見ていきましょう。

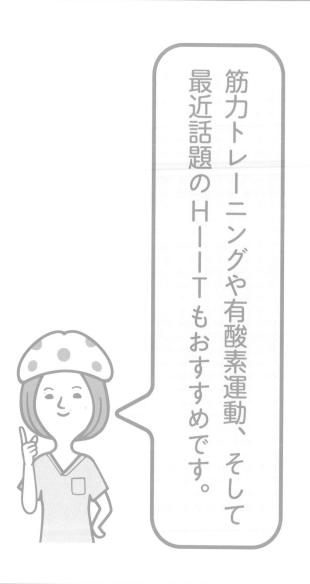

Q 15 男性機能を高める運動を教えてください。

筋力トレーニングや有酸素運動、そして最近話題のHIITもおすすめです。

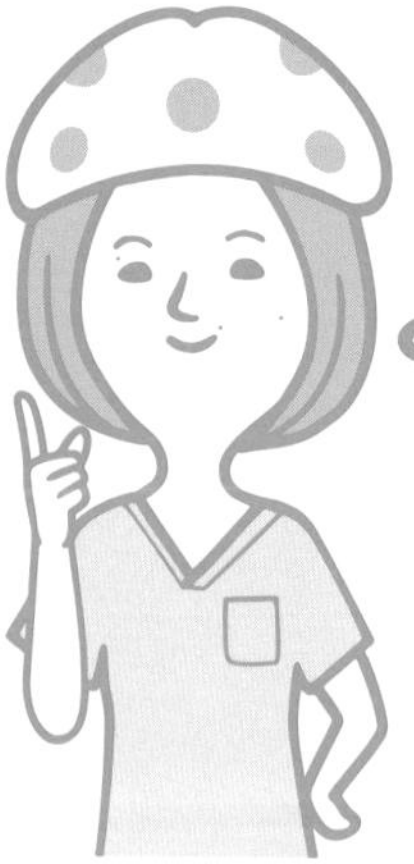

男性機能を改善するために取り入れるのが難しい習慣についてアンケートを取ったところ、「約半数近くの方が毎日の運動」[*9]と回答しました。中高年男性のみなさんは運動に苦手意識があるようです。でも、大丈夫！　マッキーがあなたのお腹をスッキリさせ、男性機能も上げる一石二鳥の方法を紹介します。

テストステロンを上げるために効果的と言われている運動が筋力トレーニング（以下、筋トレ）です。筋トレによって大腿部や背筋、大胸筋などの大きな筋肉を鍛えると、テストステロンの分泌が高まると言われています。ベンチプレスとスクワット（図7）のテストステロンの分泌量を比較した研究では、「テストステロンはベンチプレスではほとんど上がらなかったものの、スクワットでは運動直後、15分後、45分後において分泌量が上昇した[44]」ことが分かりました。

また、別の研究では「30代と60代の男性のグループが10週間スクワットを行ったところ、どちらのグループもテストステロンが増加した[45]」という報告がありました。このように、テストステロンは筋線維を修復するプロセスで上昇するため、一定期間にわたってトレーニングを継続することが大切になります。

ちなみに、アンケートを見ると、「回答者の約2割しか筋トレの経験がない」[*10]ことが分かっています。騙されたと思って、スクワットを週3回3セット（10回）を、1ヵ月程度続けてみてください。もし、それも難しいようであれば、トイレに行くたびに数回スクワットしてみるのもおすすめです。私も毎日行っていますが、階段を2段飛ばしで上ることが苦でなくなりました。

また、適度な運動といった時によくすすめられるのが有酸素運動です。研究でも「12週間の有酸素運動後、肥満男性のテストステロン濃度が上がった」[46]ことが分かっています。ただし、「1ヵ月に200㎞を超えるランニングはテストステロンを大幅に下げる」[47]という報告もあるので過度な運動は禁物です。さらに、最近注目されている高強度インターバルトレーニング（High Intensity Interval Training：HIIT、図8）もテストステロンを上げる運動としておすすめです。90秒のトレッドミル走行と90秒のリカバリーを42～47分繰り返すHIITと45分のランニング後の体内のテストステロン濃度を比較した研究では、「ランニングよりもHIITがテストステロンを大幅に上げた」[48]ことが分かっています。ちなみに、HIITは高強度のトレーニングを行った後に、短い休息あるいは低・中等度の運動を挟み、再度高強度のトレーニングを繰り返すという運動法です。HIITは基本的な方法は同じなので、ダッシュや腕立て伏せなど、ご自分に合ったものを選んでみてください。

ただし、高強度の運動をいきなり行うと、普段使っていない筋肉に大きな負荷がかかります。闇雲に運動をすると身体を痛めるだけなので、専門家の指示に必ず従うようにしてください。

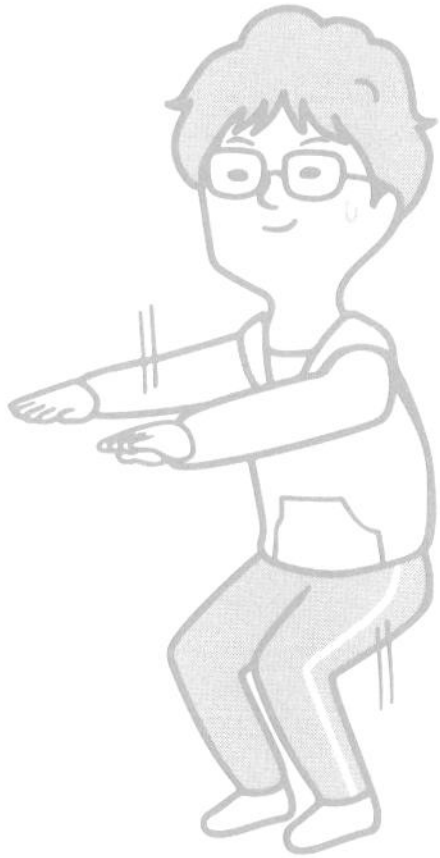

図7　スクワットをする川田さん

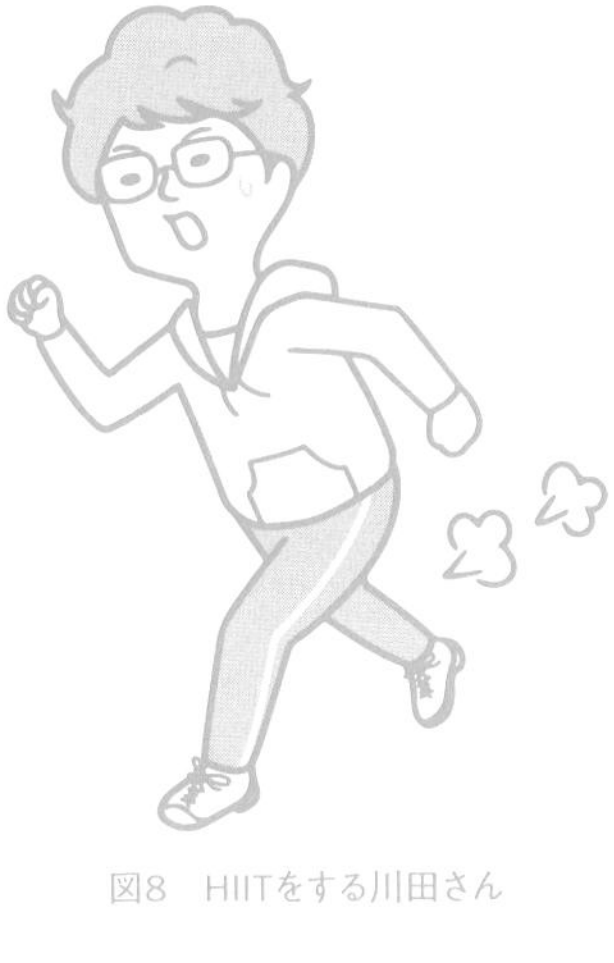

図8　HIITをする川田さん

Q16 男性機能を高めるセルフケアを教えてください。

マインドフルネスを取り入れたヨガがおすすめです。心身をリラックスさせ、テストステロンの分泌を活性化させます。

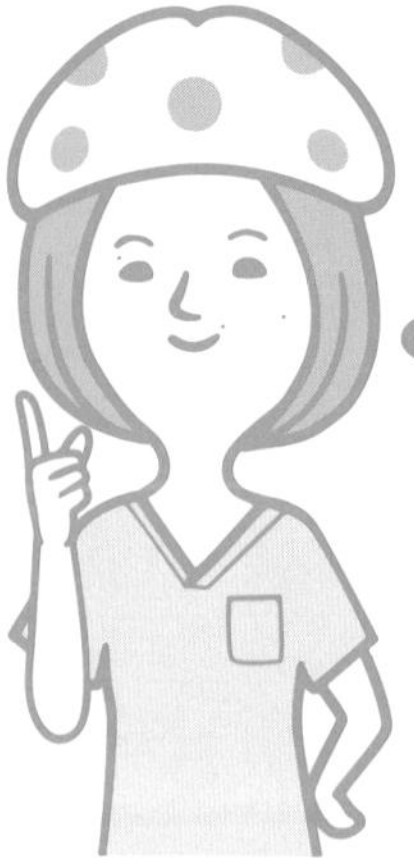

「48歳男性。運動がよいのは分かったけど、運動不足で身体が動かない……」「52歳男性。仕事で運動する時間がない」という声をよく聞きます。そうした方におすすめしたいのがヨガです。「ヨガって女性がやる体操でしょ？」、いえいえ、そんなことはありません。確かにアンケートでも「ヨガをしたことがあるという回答は約15％」[*11]しかなく、男性にとっては疎遠です。しかし、男性機能をアップするという意味では、ヨガは有酸素運動と筋トレのいいとこどりなのです。

研究によると、「ヨガの『コブラのポーズ』（図9）をしたところ、体内のテストステロン濃度が16％も上昇した」[49]ことが分かっています。別の研究でも「胸を開く、胸を閉じる

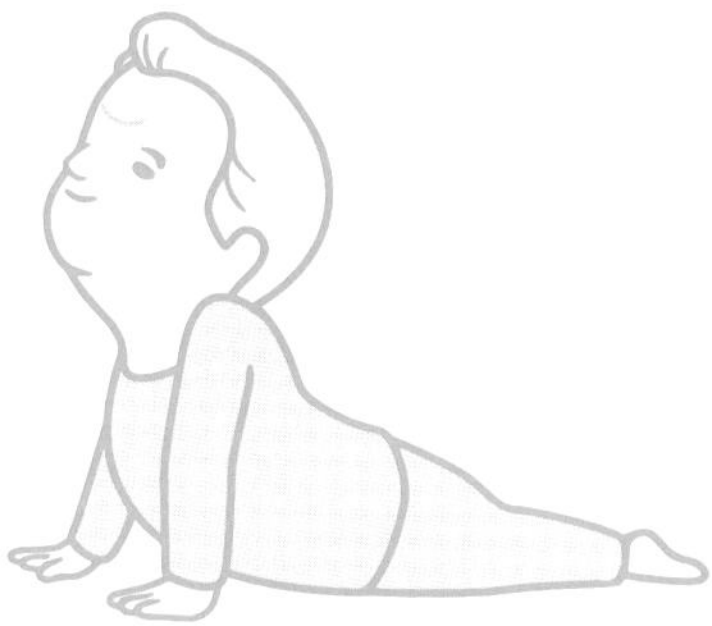

図9　コブラのポーズをする福井さん

といった2つのポーズを1日に1分ずつ行うとテストステロンが上がる[50]」と言われているので、胸を大きく開くコブラのポーズは男性機能を上げるのにおすすめのヨガと言えます。

具体的なコブラのポーズの手順ですが、まずうつぶせになり、足を腰幅に開いて足の甲を床につけ、おでこの下で両腕を組みます。そして、腕を胸の横へ置き、脇を締め、息を吸いながら、両手で床を軽く押しながら、上半身をゆっくりと起こします。さらに、胸を天井へ向けるように伸ばし、呼吸を整え、息を吸いながら肘を伸ばします。そして、上半身を反らし、目線は斜め上の天井に向けます。この状態を10～20秒キープしましょう。これを1日1回2セット程度行ってみてください。

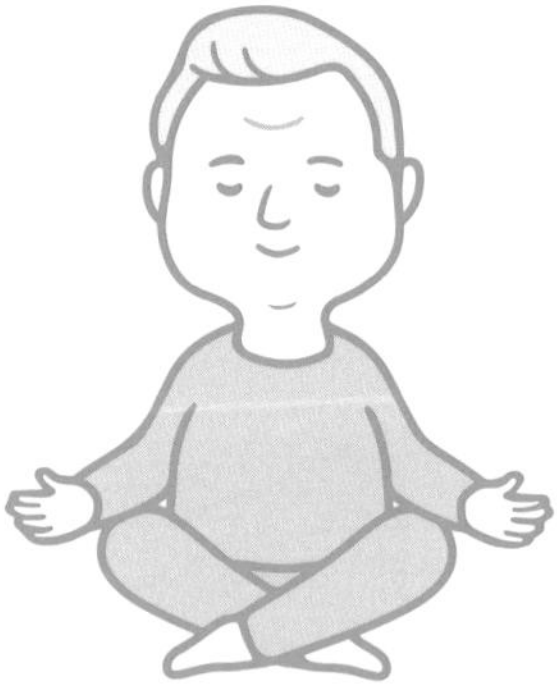

図10　マインドフルネスをする福井さん

また、コブラのポーズをとる際に取り入れてほしいのが、マインドフルネス（図10）です。ちなみに、マインドフルネスは瞑想の一種です。その方法はなるべく雑音の入らない場所でリラックスしてゆっくりと深呼吸するだけです。マインドフルネスには自律神経を整え、ストレスを軽減する作用があります。ヨガをする際に取り入れてみてもよいでしょう。簡単なのでおすすめです。

Q 17 男性機能を高めるグッズを教えてください。

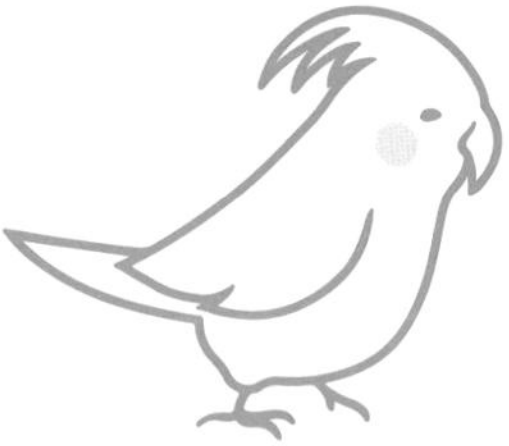

アロマオイルがおすすめです。香りがテストステロンを高めるのに役立ちます。

みなさん、臭いに関心はありますか？　実は「約4割の男性が体臭について悲しいことを言われた経験がある」[*12]と回答しました。「46歳男性。妻に加齢臭と言われた……」「54歳男性。汗をかくと他人がよい顔しない……」など、体臭の悩みは何と声を掛けたらよいのか分からないものばかり。最近では、体臭や口臭などによって周囲の人に対して不快な思いを与えることを「スメルハラスメント」と言い、臭いに敏感になる人が増えてきました。しかし、研究によると「テストステロンは皮脂の分泌を促進する」[51)]ことが分かっています。これでは男性機能が高い男性ほど、体臭の原因となる皮脂を分泌し、臭いがキツくなってしまいます。では、いったいどうすればいいのでしょうか？

　そこで、おすすめなのが、アロマテラピーです。アロマテラピーと言うと、女性の趣味だと思われる方も多いかもしれませんが、最近は医療機関でもアロマテラピーを取り入れている施設が増えています。例えば、がんの疼痛、[52)]メンタルの落ち込み[53)]などの症状に作用があり、自律神経やホルモン機能を調整します。

　実は私もアロマテラピーを患者さんに行ったことがあります。看護師2年目の時に、60代の患者さんが舌がんの手術で入院しました。手術後の患者さんは食事も会話も1ヵ月近くできずいら立ちが募っていました。そんな光景を見かねた私は、看護師長に相談すると、「アロマテラピーを取り入れてみてはどうか?」と提案されました。看護師長はアロマテラピーにくわしく、夜勤明けのナースたちに「あなたたちひどい顔しているわよ!」と度々オイルの香りを嗅がせてくださったこともあります。

そこで、看護師長の指導を受け、見様見真似で患者さんに簡単なアロママッサージを行ってみることにしました。すると、施術を進めていくにつれ、患者さんの身体がリラックスしていくのを感じました。そして、なんと患者さんの眉間にいつもあった皺がなくなったのです! この時初めて香りが心身にもたらす変化を目の当たりにし、衝撃を受けました。

ちなみに、アロマテラピーはテストステロンの改善も期待できることが分かっています。閉経期の女性を対象とした研究ではありますが、「ジャスミン、ローマンカモミール、クラリセージの各オイルを吸入したところ、体内のテストステロン濃度が増加した[54)]」ことが報告されています。男性を対象にした研究が俟たれますが、同様の作用が期待できるのではないかと思います。

アロマオイルは吸入するだけでももちろん作用がありますが、身体に塗布したり、お風呂に入れたり、部屋の消臭剤としても活用することができます。ただし、アロマオイルの過度な使用は禁物です。香水や柔軟剤の過度な使用もスメルハラスメントに該当すると言われているので注意してください。

ちなみに私は匂いに敏感なほうです。婚活をしていた時、結婚の決め手となったのは、匂いといっても過言ではありません。婚活は相手の外見やステータスでついつい判断しがちですが、嗅覚という本能を使って相手を見つけられたことは本当にラッキーでした。周りの婚活女性に秘かに男性の匂いの大切さを広めています（笑）。

コラム2

看護師と患者さんとの恋愛
―ワンチャンあるって本当?―

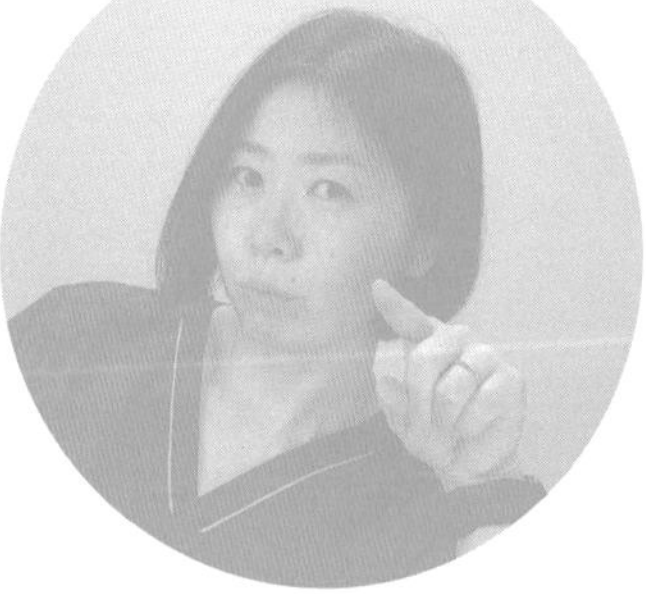

「32歳男性。今入院中です。看護師さんにどうやってアプローチしたらよいでしょうか?」などのような、看護師との恋愛に関する質問がよく寄せられます。その中でもとくに多いのが、「看護師と仲よくなれば、ワンチャンあるの?」という質問です。結論から言うと、看護師との恋愛はあります。ちなみに、病院勤務時代には医師と看護師の血みどろの恋愛模様や『白い巨塔』も真っ青な病院内の派閥争いなどを見たり、聞いたりしました。書け

ない話がたくさんありますが、本コラムでは私の友人のエピソードを紹介します。

整形外科病棟に勤めていた友人は私から見ても色っぽくキレイな女性です。ある20代後半の男性の患者さんは、巡回に来た友人に魅かれ、猛烈なアプローチをしたようです。友人は同性から見てもドキドキするくらいキレイなのでまさに白衣の天使に見えたのでしょう。具体的には友人が血圧を測りに来るたびに笑わせようと面白い話をしたり、ナースステーションを通るたびに声を掛けたりしたようです（入院中とは思えないぐらい元気ですね）。友人も「楽しい人だな」と思ったようでしたが、やはり仕事中なので恋愛関係には発展しませんでした。しかし、そんな二人の間に変化が訪れます。

ある夜、巡回に来ていた友人に患者さんが「なかなか寝付けない」と言ったそうです。そこで、仕事が落ち着いた頃に待合室のソファーでテレビを見ながら夜中に二人きりで話をしたそうです。この時の出来事がきっかけとなり、交際に発展。3年後には見事ゴールインとなりました。このエピソードを聞いてみなさん病院に行ってみたくなりませんか？看護師も所詮人間です。魅力的な方へ真摯にアプローチをしたら、ワンチャン叶うかもしれませんよ。えっ！　私はどうなのかですって？　アプローチを受けたことはあります。人数は……おっと、みなさんが引くぐらいの数なのでこれ以上は言いません。

第3章

射精・勃起編

Q 18

勃起と射精のメカニズムを教えてください。

勃起と射精は解剖学的には全く異なる生理現象です。交感神経と副交感神経のバランスによってもたらされます。

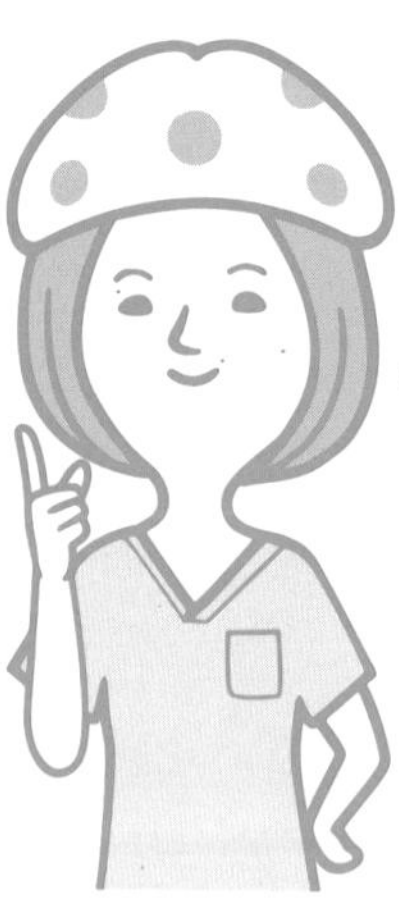

「40歳男性。女性との初めての性行為では緊張して射精まで至れなかった」
「44歳男性。性行為の際の極度の緊張から勃起すらままならなかった」という声をよく聞きます。実は、性行為時の勃起や射精のアクシデントから関係性が悪化し、別れてしまったというカップルも少なくありません。しかし、勃起と射精のメカニズムを知っておけば、パートナーに性行為がうまくいかなかった理由を伝え、こうした悲劇を未然に防ぐことができるかもしれません。そこで、医学的に見た勃起と射精のメカニズムを紹介します。

みなさんは勃起後に射精することはご存じだと思いますが、実は生理学的には全く異なるメカニズムが働いています。こうした生理的な現象をつかさどっているのが、代謝や体温といった全身の機能をコントロールする自律神経の「交感神経」と「副交感神経」です。ちなみに交感神経は、主に緊張している時やストレスがある時に働きますが、副交感神経は、主に睡眠やリラックスしている時に働きます。この2つの自律神経はシーソーのように交互に優位になりながら、全身の機能をコントロールしています。とくに人体の生理機能の中でも勃起と射精は、交感神経と副交感神経が優位になるメカニズムが顕著に働く生理現象の一つです。

まず、勃起（図11）は、男性が性的刺激や興奮を受け、その刺激が脳などを通して副交感神経に伝えられることによって始まります。そして、その働きによって一酸化窒素が放出され、陰茎内の細胞の活動が活発になり、陰茎に血液が流れ込むことで勃起が生じます。つまり、副交感神経が優位なリラックスした状態でなければ、勃起することはないと言えます。

一方、射精（図12）は性的刺激や興奮が脳などを通して交感神経に伝わることで生じます。これらの刺激を受けると、精子などの分泌液が排出され（①）、膀胱頸部（出口）が閉じ（②）、精液が尿道に送り出されます（③）。そして、尿道を包む筋肉が収縮し、精液を外部に送り出せるようになります。ちなみに、「性行為時の心拍数は100～175回／分、オーガスム時には180回／分以上にまで上昇する」[55)]と言われ、肉体的にも急激なストレスがかかります。なお、交感神経が優位になり過ぎると、早漏（Q28）が生じたり、逆に交感神経が適正に働かなくなると、遅漏（Q29）が生じたりする恐れがあります。

このような男性のメカニズムを見ていると、「非常に繊細なんだな」と感動してしまいます。もしパートナーがなかなか勃起しない、射精できない場合は、温かい言葉掛けをしようと心に決めています（え、誰も聞いてないですって？）。

勃起と射精のメカニズムについてお分かり頂けたと思いますが、「勃起はしているけど、陰茎の硬さは適切なのだろうか？」と不安な方もいるかと思います。

そこで、勃起時の陰茎の硬さを調べる方法を紹介したいと思います。

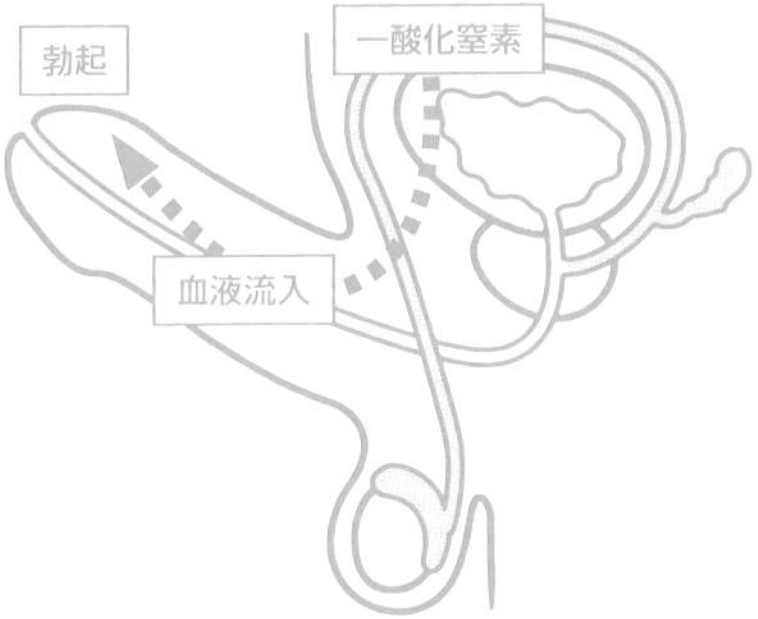

図11　勃起のメカニズム

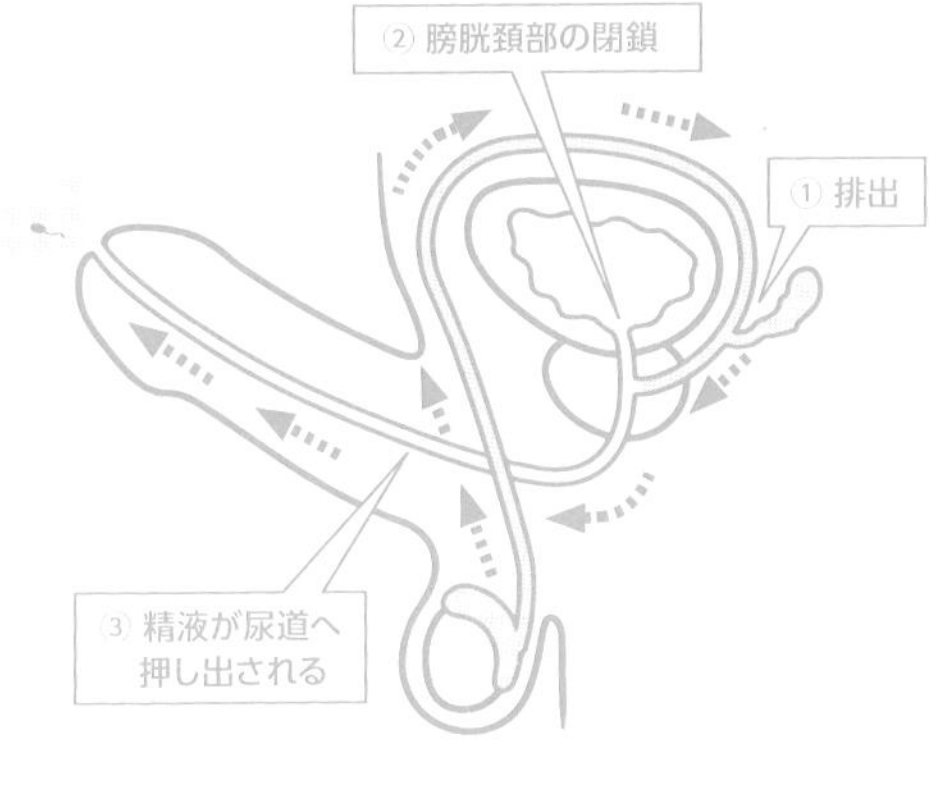

図12　射精のメカニズム

図11、図12、プライベートケアクリニック東京Webサイトを参考に作図

Q19 勃起時の陰茎の硬さを調べる基準や方法はありますか？

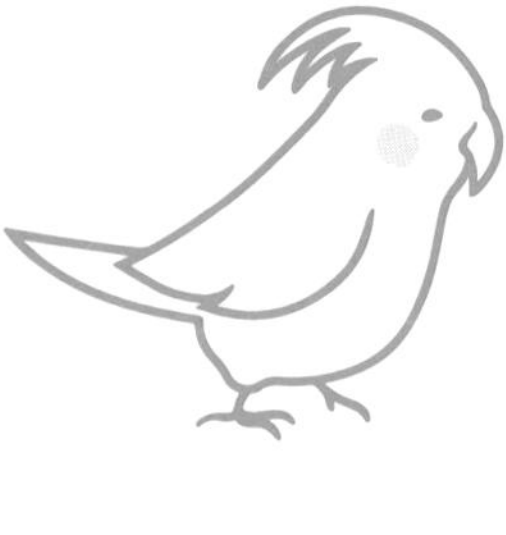

自己診断型の「勃起の硬さスケール」があります。EDの進行を調べるのにも役立ちます。

「48歳男性。勃起はするものの、陰茎がすぐに柔らかくなるので心配」「51歳男性。陰茎が硬い状態を維持できないのはなぜ?」といったように、勃起時の陰茎のコンディションの悩みは尽きません。勃起時の陰茎の硬さが適度にないと、満足な性行為を行えないばかりか、動脈硬化などの疾患が隠れている可能性があるので注意が必要です。とはいえ、陰茎の不調は、「人生が終わった……」「男が終わった……」と奈落の底に突き落とされるほどの衝撃をもたらし、客観性が乏しくなりがちです。

そこで、紹介したいのがアメリカでED(Q41)を簡単にチェックする目的で開発されたEHS:Erection Hardness Scoreを日本向けにした「勃起の硬さスケール日本版」(表7)です。[56] このスケールは、勃起時の陰茎の硬さを数字で判断できるのでおすすめです。ちなみに、スケールの使い方ですが、ご自分の勃起時の陰茎の硬さを段階別に区分したグレード1から4までの評価に当てはめて判定します。どうでしょうか? このスケールでチェックしてみると、基準が今一つあいまいだなと感じる方がいるかもしれません。

そこで、誰でも分かりやすいようにこのスケールが改良されました。新しいスケールは、勃起時の陰茎の硬さを食べものに例えているのが特徴です(表8)[56]。グレード1はこんにゃく、グレード4はリンゴなど、お馴染みの食べものをイメージしながら、ご自分の勃起時の陰茎の硬さを判断できます(ちなみに、私はどの果物も大好物です)。なお、グレード1から2に該当する場合は、EDの可能性があります。

ただし、このスケールでEDの診断はできません。あくまでもEDを疑うための目安ですので、心配なことがあれば、必ず医師の指示を仰いでください。勃起時の硬さの基準

表7　勃起の硬さスケール日本版(ED診療ガイドライン第3版より引用)

グレード	あなたは自分の勃起硬度をどのように評価しますか?
グレード1	陰茎は大きくなるが、硬くはない。
グレード2	陰茎は硬いが、挿入に十分なほどではない。
グレード3	陰茎は挿入には十分硬いが、完全には硬くはない。
グレード4	陰茎は完全に硬く、硬直している。

やチェック方法についてお分かりになったと思いますが、実は就寝中に勃起のトレーニングをしていることをご存じでしょうか？　これについてくわしく見ていきます。

表8　陰茎の硬さを食べものに例えた勃起の硬さスケール

グレード	あなたは自分の勃起硬度をどのように評価しますか？
グレード1	こんにゃく
グレード2	皮をむいたみかん
グレード3	皮をむいたグレープフルーツ
グレード4	皮をむいたリンゴ

Q20 朝勃ちで目が覚めてしまいます。どうすればいいでしょうか？

朝勃ちは、健康な証拠です。反対に、朝勃ちがないと男性機能が低下している可能性があるので注意してください。

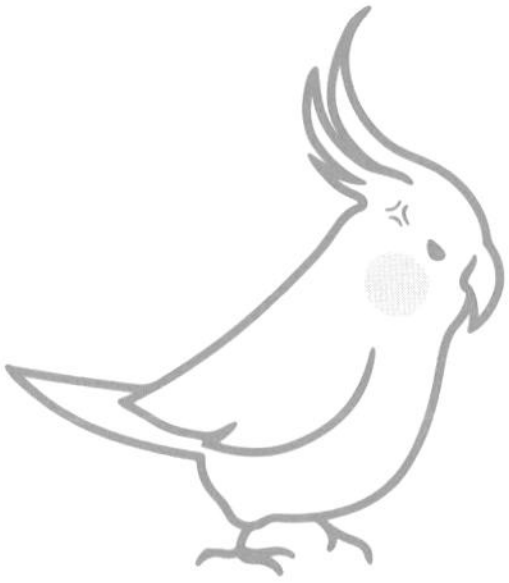

「49歳男性。朝目覚めると、勃起していて家族の目が気になる……」といった相談を受けたことがあります。また、生まれて数ヵ月の男の子の陰茎が硬くなっているのを見て、「うちの子いやらしいのかしら……」と、びっくりする保護者の方も見たことがあります。いやいやそんなことはありません。これらは正常な身体の反応なのです。実は、健康な男性は必ず睡眠中に勃起していることをご存じでしょうか？　この生理現象を「夜間勃起現象」（NPT：nocturnal penile tumescence）と言います。ちなみに、「朝勃ち」（図13）は、夜間勃起現象の一環と考えられ、睡眠のメカニズムにも深く関係しています。

まず、睡眠には「ノンレム睡眠」（深い眠り）と「レム睡眠」（浅い眠り）があります。通常はこの2つの睡眠状態を約90分間隔で交互に繰り返します。ノンレム睡眠は、脳や肉体の疲労回復に充てられる人体にとって大切な時間です。一方、レム睡眠は身体的には休んでいるものの、脳は活発に働いており、主に記憶の整理が行われている状態です。私たちが夢を見たり、夜中に目覚めたりするのはレム睡眠中の出来事です。レム睡眠中は自律神経の働きが活発になり、そのメカニズムの流れで夜間勃起現象が生じます。つまり、レム睡眠のタイミングで目覚めてしまうと、朝勃ちをした状態になってしまうというわけです。

また、夜間勃起現象は生殖機能を維持するという意味においても重要な役割を持っています。みなさんは筋トレをしたことがあるでしょうか？　筋トレは定期的にトレーニングを続けていかないと、筋力が衰えてしまいます。これは人体各部の機能についても同じことが言えます。Q18でお話ししたように、勃起には身体のさまざまな組織が関係しており、定期的に勃起しないと、必要な時に生殖機能を発揮できなくなっ

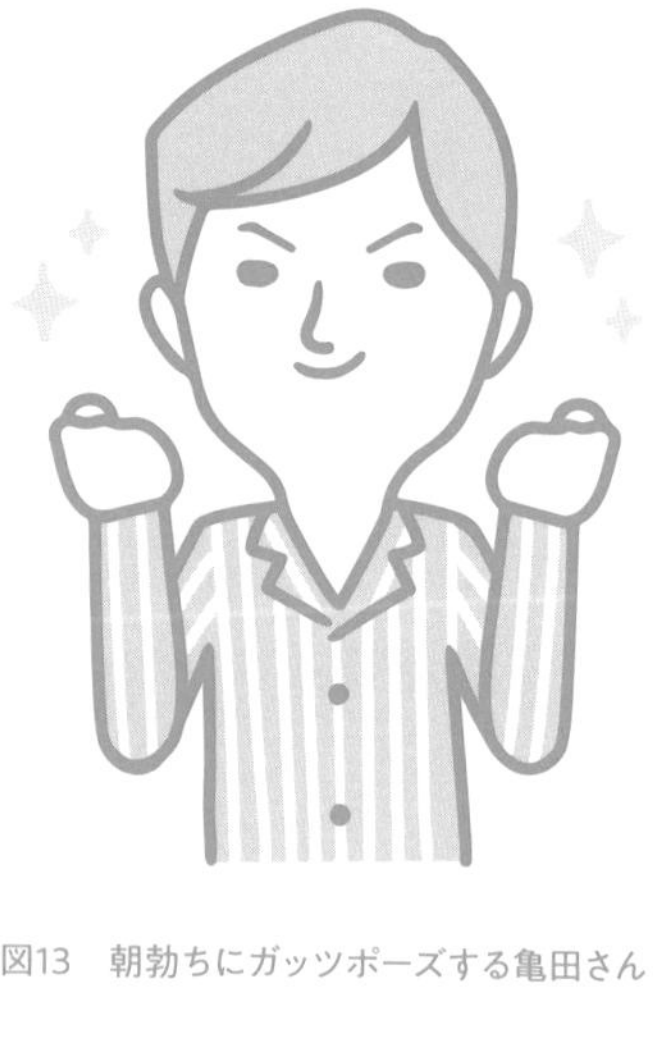

図13　朝勃ちにガッツポーズする亀田さん

てしまう可能性があるのです。なお、朝勃ちがなくなってしまった場合には、心血管疾患や糖尿病などの病気が潜んでいる可能性があるので注意が必要です。

朝勃ちが男性機能の維持にとって大切なことを実感頂けたでしょうか？　これからは朝勃ちしていたらニヤリと笑い、静かにガッツポーズをして喜びを噛み締めてください。ただし、家族を起こしてしまう可能性があるので控えめにお願いします。また、朝勃ちはあるものの、「射精時の精液の量が少なくて身体に異常があるのでは？」と思われることもあるかもしれません。そこで、射精時の標準となる精液の量を知っておきましょう。

Q 21

射精1回あたりの精液の量を教えてください。

健康な男性の射精1回あたりの精液量は1～5ml（平均3ml）です。ティースプーン1杯程度と覚えましょう。

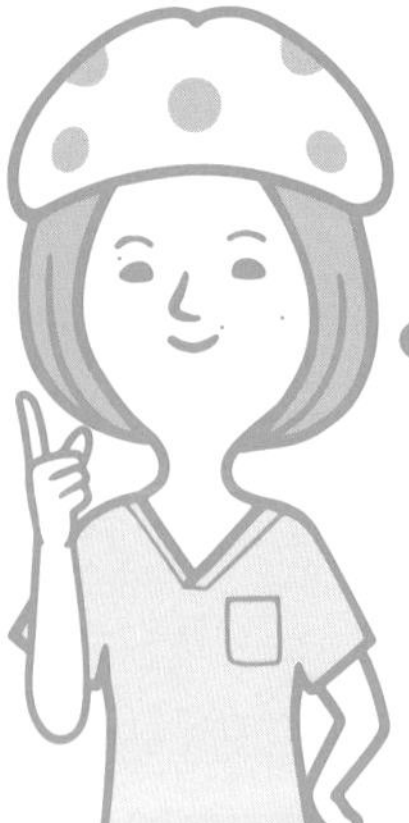

私に寄せられる相談の中でとくに多いのが「射精」の質問です（2023年5月時）。質問の多さから見ても男性にとって射精に関する悩みは切実なのだと思います。相談を見ると「61歳男性。精液がサラサラになり、量が大幅に減った」「55歳男性。精液の量が少ないので、生殖能力が衰えているのではないか？」など、精液量や生殖能力の関連性に関する相談も少なくありません。

WHO（世界保健機関）によれば、「自然妊娠できる精液量の下限基準値は1・4ml以上[57]」とされていますが、「自然妊娠させた射精1回あたりの精液量は平均3・1ml[58]」という報告もあり、精液量の基準は目安でしかありません。

一方で、継続的に射精1回あたりの精液量が1ml以下、あるいは精液が全く出ない場合には「逆行性射精」の疑いがあります。とくに射精後の尿に精液の一部が混ざっていたら注意が必要です。逆行性射精は精嚢から尿道へ精液が射出される過程で障害が起こることで生じます。なお、逆行性射精でもオーガスムを得ることができますが、不妊症の原因になることもあります。通常この病気は治療の必要はありませんが、妊活が必要な場合は泌尿器科に相談してみましょう。実は精液は量よりも質が重要です。これについて見ていきましょう。

Q 22 精液の状態が毎日異なるのですが、問題ないでしょうか？

問題ありません。むしろ精液に含まれる精子の濃度や運動率、正常形態率などの質が重要です。

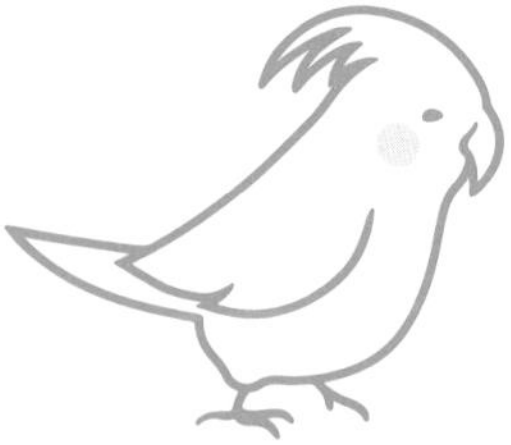

「30歳男性。精液の状態が毎日違うので不思議」「56歳男性。加齢で精液の量が減ったと思っていたが、興奮すると量が増えるのはなぜ？」という相談を寄せられたことがあります。女性はお肌の調子がよいと1日中ウキウキしますが、男性の場合も精液のコンディションで一喜一憂することがあるようです。

ちなみに、精液は代謝の一環でつくられています。したがって、コンディションによって精液の状態は変化するので、必要以上に心配する必要はありません。生理学的に見ると精子は1日に3000万個程度つくられ、1回の射精で1億～4億個が放出されます。また、射精の際はカウパー腺液が分泌されるので、精液のすべてが精子というわけではなく、精子を毎回使い切るわけでもありません。老舗のとんかつ屋さんの秘伝のたれをどんどん新しく継ぎ足していくようなイメージを持って頂ければと思います。

私が精液の解説をする時に紹介するのが母乳の話です。第1子を出産し、パワーをつけようと毎日中華料理をパクパク食べていた時のこと。ある日を境にいつもはサラサラだったはずの私の母乳がドロドロになったのです⁉　極端な言い方をすると、乳頭からボタボタという表現が合っていました。後日心配になって原因を調べてみると、中華料理に含まれていた多量の油を吸収した結果、母乳が脂っぽくなってしまったことが分かりました。当時の私はそんなこともつゆ知らず母乳を与えていましたが、何となく子どもの眉間に皺が寄って、「おいしくない……」と言わんばかりの表情をしていたような気がします（ごめん。わが子よ……）。

精液の性質に関するアンケートを取ったところ、「精液の色は黄色、白、透明と人によってまちまちで、性状は射精を控えている期間が長ければ、長いほど、粘度が高く、間隔を置かずに射精した場合にはサラサラになる傾向がある」ことが分かりました。つまり、精液の状態には個人差があるとともに、射精までの期間にも左右されるのです。では、医学的には精液の質や状態にどのような意味があるのでしょうか？

男性不妊治療を行う際の精液検査では、精液量、精子濃度、精子の運動率、精子の正常形態率によって男性機能を判断しています。ちなみにＷＨＯによれば、「自然妊娠できる精液所見の下限基準値は精液量１・４ml以上、精子濃度１６００万個／ml以上、運動率42％以上、正常形態率４％以上[57]」と定義されています。このように精液の質は見た目からは判断できないことがほとんどです。

とはいえ、精液検査が異常値に該当する場合には、精路閉塞や精索静脈瘤などの病気の可能性があるので注意が必要です。また、精液に血液が混ざる場合には尿路感染症や悪性腫瘍の恐れがあります。これらの所見が見られる場合には泌尿器科に相談しましょう。このように精液の状態が毎日変化することがお分かりになったと思いますが、加齢によっても精液は変化すると言われていま す。これについて見ていきます。

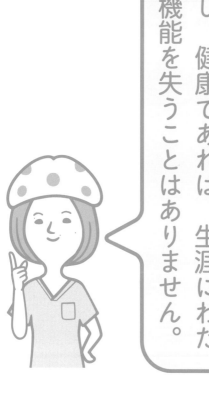

Q23 加齢と精液の質の変化の関係を教えてください。

加齢によって精液の質は低下していきます。ただし、健康であれば、生涯にわたって生殖機能を失うことはありません。

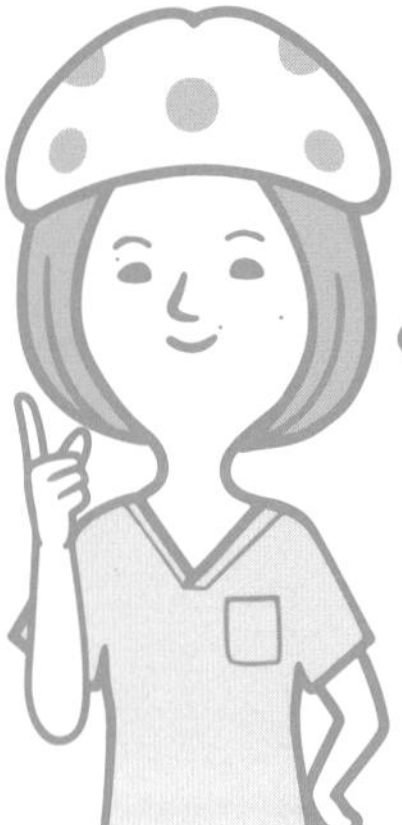

「45歳男性。20代の頃は見た目にも精液に勢いがあったのに、40代以降はポタッと垂れるだけ」「73歳男性。昔ドックン、今ジワー」などといった切ない声が多数寄せられています。残念ながら、私たちは20歳をピークに身体のさまざまな機能が衰えてしまいます。しかし、すべての女性が閉経を迎えるのに対し、男性は生涯にわたって生殖機能を失うことはありません。これを聞いて「生涯現役！」とうれしくなったのではないでしょうか？　では、実際に男性の生殖機能がどのように衰えるのかについて見ていきましょう。

40歳未満と40歳以上の精子の質を調べた研究によると、「加齢に伴い、精液量、精子数、精子の運動率、正常形態率などは低下した[59]」と報告されています。一方で、「加齢による精液所見は、個人差が大きく、低下例には亜鉛量の低下や精巣内の血流障害などがあった[59]」ことが分かりました。

これを聞いて「日頃の生活が大切だ」と思った方が多いのではないでしょうか？　つまり、「生涯にわたって健康である」ことが条件なのです。みなさんの地道な努力が必要になります。本書を読めば、生涯にわたって現役でい続けることができるはずです（この言葉広告でよく見かけますね……）。

Q 24

1回の射精で疲れてしまいます。対処方法を教えて下さい。

射精は運動なので、疲れるのは当たり前です。基礎的な体力をつけてください。

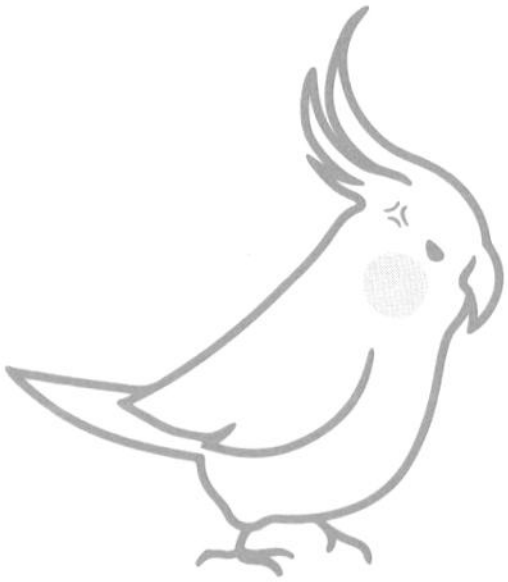

1回の射精でどれくらい疲れるのか？　これを分かりやすく表現した例えに「100mを全力でダッシュした時と同じ」というものがあります。みなさんは最近100mダッシュしていますか？　私はおそらく高校の部活動以来走っていません。これを聞いた時、「そんなに疲れるのか！」と、とても驚きました（男性のみなさん、お疲れ様です）。そこで、なぜ射精が100mダッシュに例えられるのかについてくわしく見ていきます。

実は、射精はれっきとした運動といえます。Q18で紹介した通り、「オーガスムの瞬間は脈拍数が大幅に上昇すること[55]」が分かっています。年代や体格によっても脈泊数は異なりますが、「100mダッシュをした時の心拍数と近い」と言われているのです。また、男性が射精するには、必ず摩擦運動が必要です。自慰行為であれば、手指などを用いて摩擦を加えますが、性行為の場合は女性の膣へ陰茎を挿入し、ピストン運動によって摩擦を加える必要があります。このように射精では、普段の生活では使うことのない身体の部位や筋肉を使うことになります。ちなみに、射精は環境要因によっても疲労度が異なります。ここだけの話ですが、「性行為中の死亡者の約40%が愛人との性交だった[60]」という報告もあります。男性のみなさん、婚外交渉は物理的にも命を落とすリスクがあります。くれぐれもご注意を！

こうした背景を踏まえて、おすすめしたいのが、体力をつけるということです。医学的な運動強度の指標をMETs《メッツ》と言いますが、「性行為（積極的）は2・8METsに相当する強度[61]」とされています。ちなみに、同程度の強度の運動というと、犬の散歩（表9）などが挙げられます。何事も継続することが大切なので、最初のうちは気負わず、最終的に厚生労働省が目標とする9200

表9　運動別のMETs（身体活動のMETs〈メッツ〉表より引用）

運動種目	METs
テニス（シングルス）	8
ジョギング（全般）	7
ハイキング（クロスカントリー）	6
水泳（のんびりと泳ぐ）	6
ウォーキング（ほどほどの速さ）	4.5
健康体操（腕立て伏せ、腹筋）	3.8
犬の散歩	3

歩[62]（男性）などに決めてみるとよいでしょう。

実際にアンケートを取ってみたところ、「4割以上の方が1日8000歩以下しか歩いていない」[*13]ことが分かっています。適度な運動は全身のアンチエイジングにもつながり、ひいてはED（Q41）の改善・予防効果もあります。健やかな毎日を送るためにも適度な運動を取り入れることをおすすめします。

射精と体力の関係についてお話ししましたが、射精と勃起力の間にも深い関係性があることをご存じでしょうか？　そこで、勃起力を高めるトレーニングを紹介したいと思います。

Q25 勃起力を高めるトレーニングを教えてください。

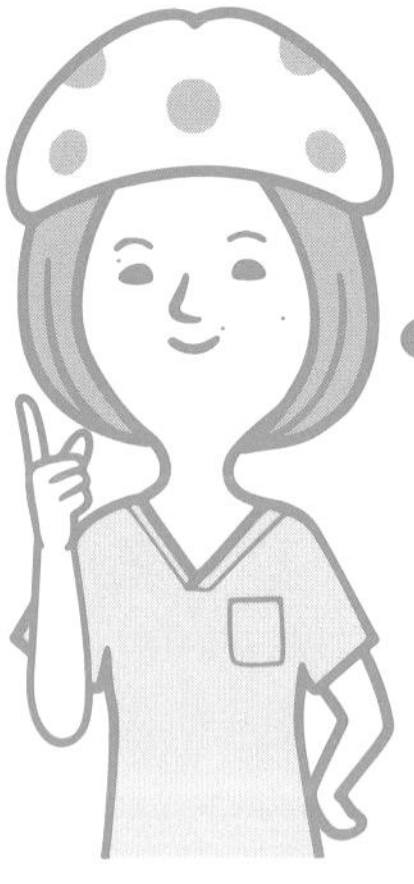

勃起機能に深く関係する骨盤底筋を鍛える骨盤底筋体操がおすすめです。

「54歳男性。どうしたらビンビンになるの？」「49歳男性。最近陰茎の先端と目が合わない」など、みなさんの勃起力に対する飽くなき探求心には驚かされます。ちなみに、みなさんの中には日々のデスクワークで椅子に長時間座っている方も多いかと思います。実は長時間座っているだけでも男性機能が衰えてしまうのをご存じでしょうか？「えっ！デスクワークでも男性機能が衰えちゃうの？」と、不安な声が聞こえてきそうですが、安心してください。これさえやっておけば大丈夫。手軽に勃起力を改善させるトレーニングを紹介します。

勃起を維持するために欠かせないのが骨盤底筋（ＰＣ筋）です。正しくは骨盤底筋群と言い、男性器の働きに関わるいくつかの筋肉の総称になります。骨盤底筋は、膀胱や直腸を締め、排泄をコントロールする役割を担ったり、勃起を維持するために陰茎海綿体に流れ込んだ血液を体内へ逆流させたりしないようにするなど重要な働きを担っています。したがって、座りっぱなしの生活になると、頻尿や尿漏れ、便失禁などを引き起こし、勃起力も弱まってしまう可能性があるのです。研究でも「ＥＤ患者は健常者に比べて坐骨海綿体筋（骨盤底筋の一つ）が衰えている」[63]ことが分かっています。

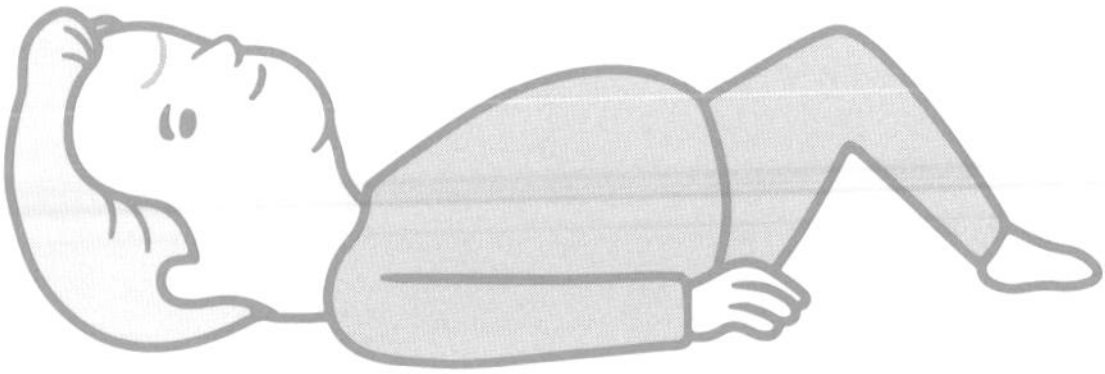

①呼吸をしながら、ゆっくりと肛門を引き締め
その状態を約10～20秒程度保つ。

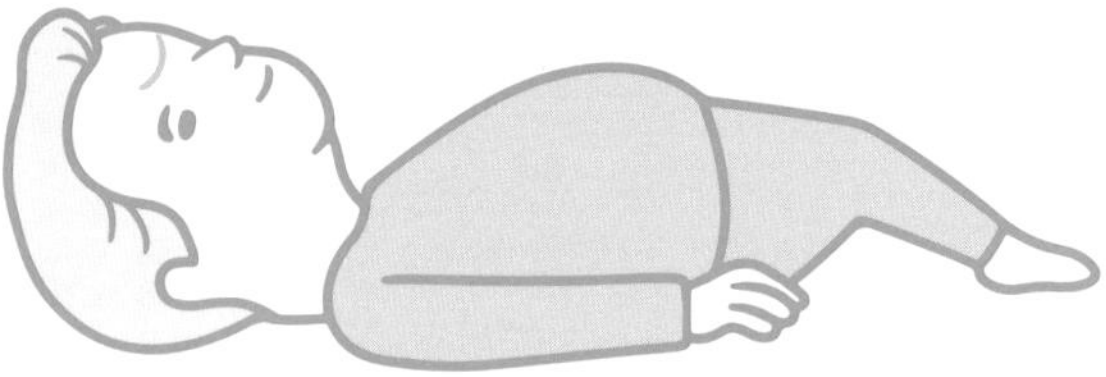

②ゆっくりと肛門を緩め約40秒リラックスさせる。
この一連の動きを10回1セット、1日3セット行う。

図14　骨盤底筋体操をする福井さん（TENGAヘルスケア. 骨盤底筋トレーニングガイドを参考に作図）

そこで、紹介したいのが骨盤底筋を効率的に鍛えることができる「骨盤底筋体操[58]」（ケーゲル体操、図14）です。この運動は1940年代にアメリカの産婦人科医だったケーゲルという人物が妊婦の尿漏れや尿失禁を防ぐために考案しました。具体的な手順は呼吸をしながら、ゆっくりと肛門を引き締め、その状態を約10〜20秒程度保ちます。そして、ゆっくりと肛門を緩め、約40秒間リラックスさせます。この一連の動きを10回1セット、1日3セット行ってください。この体操はさまざまな姿勢でできるので、移動中の電車内や自宅でテレビを見ながら行うことができます。ただし、効果が出るまでに時間がかかるので、2〜3ヵ月間は継続的に取り組みましょう。

Q 26 勃起しても陰茎が小さいので心配です。どうすればいいでしょうか？

マイクロペニスは治療の必要はありません。ただし、どうしても気になる場合は泌尿器科に相談を。

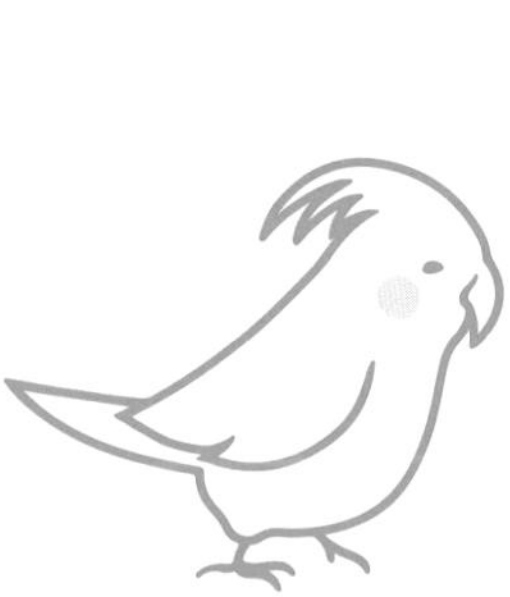

「38歳男性。陰茎が小さくて銭湯で他人の目が気になる……」「37歳男性。陰茎が小さくて性行為の時に彼女から馬鹿にされた……」など、男性のマイクロペニス（短小）に関する悩みは枚挙に遑がありません。こうしたお悩みを聞くと、女子同士でバストチェックをしたことを思い出します（私は鳩胸を活かし、貧乳ではないことをアピールしていました）。実はマイクロペニスには医学的な定義や原因があることをご存じでしょうか？

マイクロペニスとは、正常な陰茎の形をしていながらも各年齢の平均値よりも極端に短いことを意味します。年齢によっても異なりますが、成人男性の場合は「勃起時に約7㎝以下[65]」だとマイクロペニスとされます。その原因は、「胎児期に由来するものが多く、テストステロンの低下によって引き起こされる可能性がある[65]」と考えられています。ちなみに、肥満によって陰茎が脂肪で埋もれることがありますが、これはマイクロペニスではありません。

医学的にはマイクロペニスは治療の必要はありませんが、「男性として自信を持てない」と考える方が一定数います。実際の治療は陰茎を長くする手術が一般的です。ただし、信頼できる泌尿器科で治療を受けましょう。

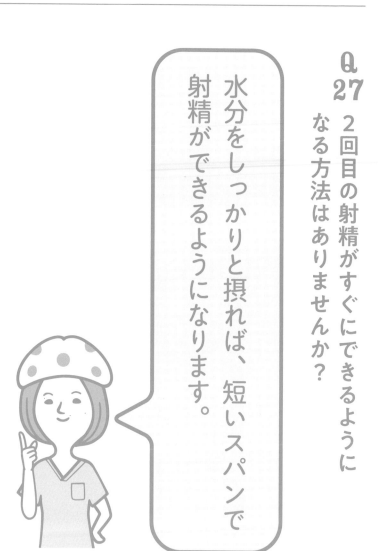

Q27 2回目の射精がすぐにできるようになる方法はありませんか？

水分をしっかりと摂れば、短いスパンで射精ができるようになります。

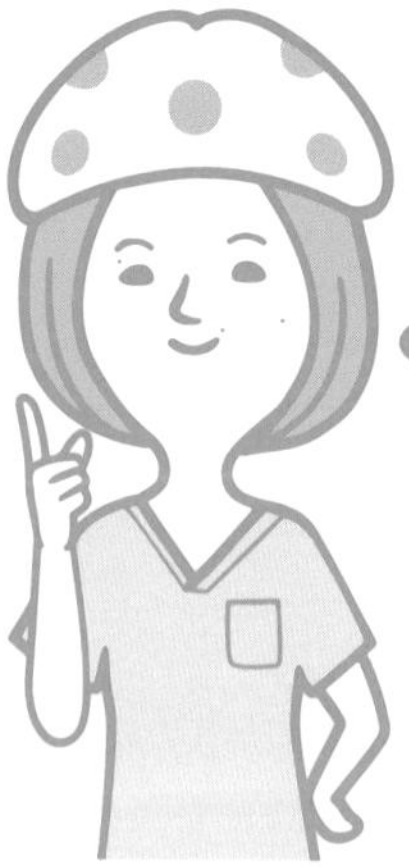

「48歳男性。20歳以上年齢の離れたパートナーとうまくやっていきたい」「62歳男性。夜の営みに励み、妻にいつまでも一緒にいたいと言われたい」など、質問を寄せてくださる方の中には胸に秘めたる奥様やパートナーへの熱い想いを打ち明けてくださることがあります。

これらの質問の背景にあるのは、「女性を喜ばせたい、がっかりされたくない」ということです。とはいえ、具体的な方法を調べようと、Webサイトを検索しても医学的根拠のないサプリメントや「この方法で年下の彼女を満足させています！」などといったフレーズのインチキ広告の類いばかり。どれが本当に正しい情報なのか、見当もつかないのではないでしょうか？　そこで、簡単に実践できる具体的な方法を紹介したいと思います。

みなさんは、射精後に一時的に性的な欲求や関心がなくなる瞬間はないでしょうか？　この現象を医学的には「射精後不応期」と呼び、巷では「賢者タイム」と言います。

賢者タイムとはその名の通り「賢者のように煩悩が消える」という意味から派生した言葉です。ちなみに、この間隔は「若い男性は約20分程度、年齢とともに延長する」[66]ことが分かっています。したがって、加齢に伴い時間を置かずに射精することが難しくなるのは間違いありません。では、短いスパンで射精できるようになる具体的な方法はないのでしょうか？

そこで、紹介したいのが水分をしっかりと摂るということです（図15）。実は精液の産生には体内の水分量が大きく関係しています。なぜなら、精液は水性で、精子を滑らかに運ぶ働きがあるからです。

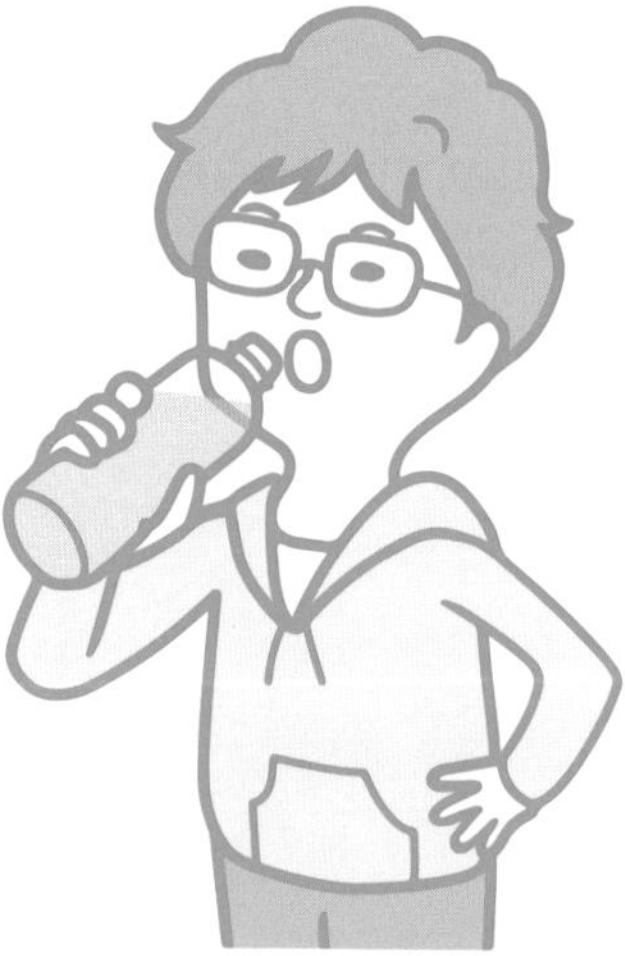

図15　水分を補給する川田さん

ちなみに、身体の機能を正常に保つためには1日2～3ℓの水分が必要になります。積極的な水分補給によって精液量の増加が見込めるので、短いスパンで射精ができるようになるはずです。射精のスパンについて解説しましたが、次は射精のタイミングについて見ていきましょう。

Q28

早漏になり困っています。
どうすればいいでしょうか？

早漏には種類があり、運動や治療によって改善が見込める場合もあります。

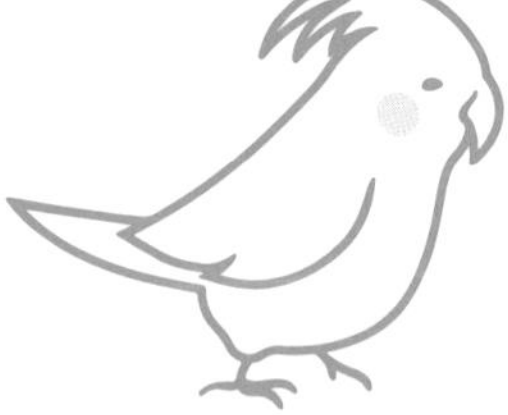

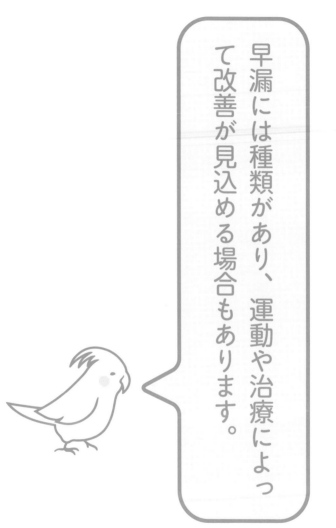

早漏（図16）に関する動画は再生数が毎回伸びます。それだけ誰にも打ち明けられずに悩んでいる方が多いのではないかと思います。しかし、早漏に対するとらえ方は人それぞれ全く異なります。「56歳男性。早漏は男性にとって死活問題だ！」と言う方もいれば、「41歳男性。パートナーの不満足そうな顔を見るのが嫌だ」と言う方もいます。実は早漏と一口に言ってもその原因や種類がさまざまなことをご存じでしょうか？

まず、早漏とは射精障害の一種に分類されます。国際性機能学会（ISSM）によれば、早漏の定義は「挿入前、挿入時、挿入後1分以内に射精が起こる」「射精までのタイミングのコントロールが困難、またはできない」「早漏に悩みや精神的な苦痛を感じ、性行為に対してネガティブになる[67]」ことがあります。しかし、たとえ1分以内に射精をしてしまったとしても精神的な苦痛を感じなければ必ずしも早漏とは言い切れないのがこの症状の特徴です。参考として成人男性の挿入後の射精時間を見てみると、研究では「中央値は6分[68]」であることが分かっています。一方、「女性が希望する挿入時間の中央値は15分[69]」と言われています。データからも男性の挿入後の射精時間と女性が希望する挿入時間の間に大きなギャップがあることが分かります。

ちなみに、早漏にはいくつかの種類があります。性行為の経験が少なかったり、包茎などの理由で亀頭への刺激に敏感なことが原因の場合を「敏感（過敏）性早漏」と言います。通常であれば、脳が性的刺激を受けてから勃起しますが、敏感性早漏になると脳が性的刺激を処理する前に射精してしまいます。このタイプの早漏は、包茎を治療したり、性的刺激に慣れること

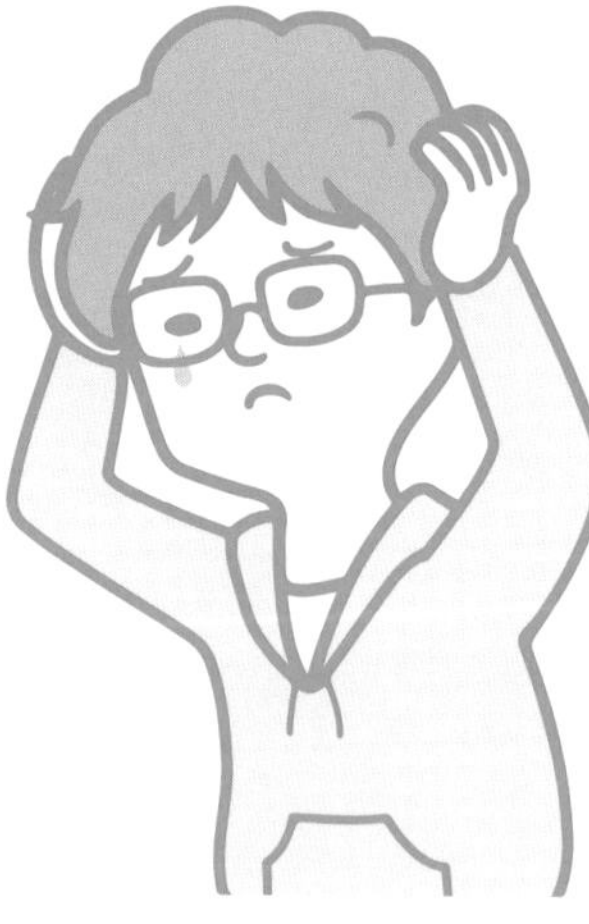

図16　早漏に悩む川田さん

によって改善が見込まれます。

一方、加齢によってテストステロンが減少すると、勃起や射精をコントロールする筋肉が衰え、射精までの時間が短くなります。これを「衰弱性早漏」と言います。骨盤底筋やＢＣ筋（球海綿体筋）の筋力低下が主な原因で、勃起時の陰茎の硬さも不足しがちになります。このタイプの早漏は運動不足になれば、若年層でも生じる可能性があります。気になる場合はＱ25で紹介した骨盤底筋体操を毎日続けてみるとよいでしょう。

その他にも射精時のプレッシャーや精神的なストレスが原因で生じる「心因性早漏」があります。この場合は精神科への通院が必要なこともあります。早漏に種類があり、対処方法も異なることがお分かり頂けたでしょうか？　これとは反対に射精までの時間が長い場合はどうすればよいのかについても見ていきます。

Q 29

遅漏でパートナーに「まだ？」と嫌がられます。どうすればいいでしょうか？

遅漏のほとんどは間違った自慰行為の習慣化が原因です。適切な自慰行為を身につけることで改善できる場合があります。

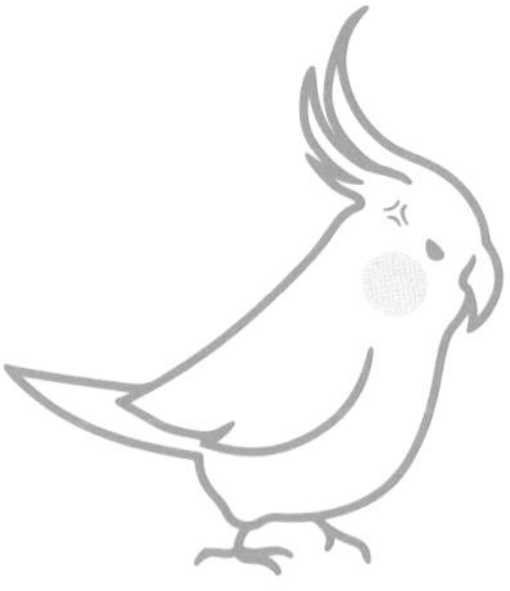

「49歳男性。遅漏（図17）によって夫婦の営みがなくなった」「59歳男性。遅漏によってパートナーに性的な魅力がないと誤解を与えてしまった」など、異性間の関係性を悪化させるリスクをはらんでいるのが遅漏です。女性が理想とする挿入時間（図18）に関する調査でも「射精時間が15分以上になると女性はストレスを感じるようになる」[70]ことが分かっています。では、遅漏の原因にはどのようなものがあるのでしょうか？

医学的に見ると、遅漏は射精障害の一種です。国際性機能学会では「射精するまでに非常に時間がかかること」「射精ができないこと」「射精によって苦痛が伴うこと」のいずれかに当てはまる場合を遅漏と定義しています。[67]早漏（Q28）とは異なり、具体的な数値上の基準はありません。

まず、遅漏の原因として考えられるのが、身体的な側面です。骨盤底筋やBC筋の衰えに加え、糖尿病などの生活習慣病、アルコール依存症なども原因として考えられます。その他にも遅漏だと思っていたら、ED（Q41）だったということも考えられます。

一方、精神的なストレスも遅漏の原因になります。ちなみに、「42歳男性。

性行為時に極度の遅漏になり、悶々とした日々を過ごしている」という相談が寄せられたことがありますが、こうした悩み自体が遅漏に拍車をかけ、負のスパイラルに陥っているのではないかと思います。遅漏は、男性からしてみれば人にはあまり知られたくない症状ですが、奥様やパートナーと一度話し合ってみることをおすすめします。

遅漏の中でもとくに注意したいのが、誤った自慰行為が習慣化してしまった場合です。その結果、遅漏が重度になると、性行為では

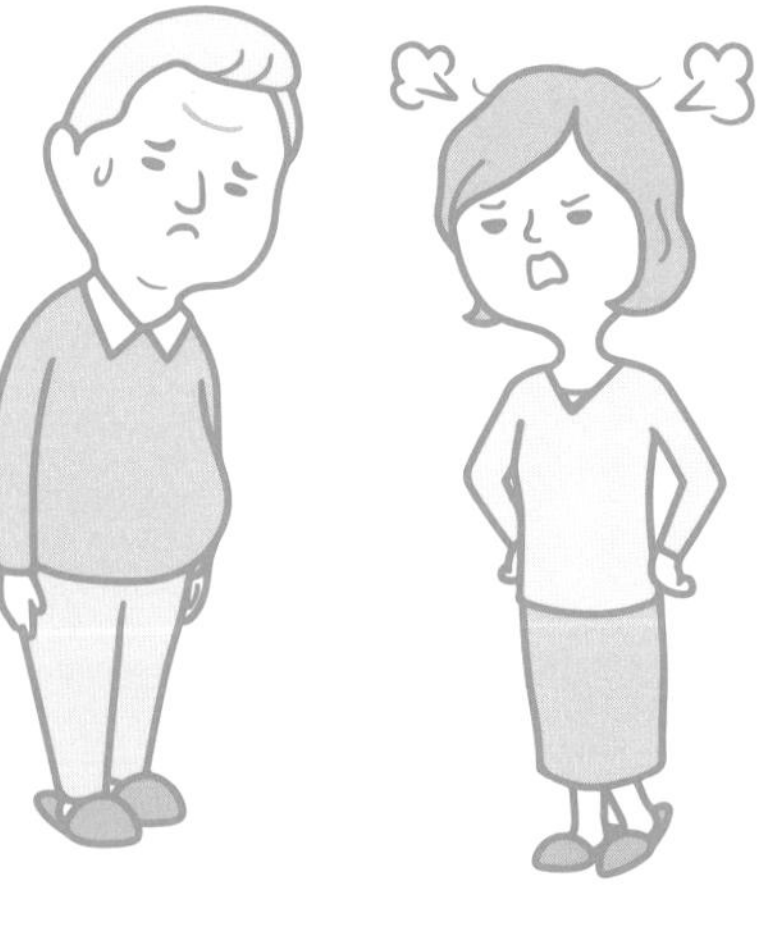

図17　遅漏で奥さんに怒られる福井さん

射精ができなくなる「膣内射精障害」を発症する可能性があります。そこで、遅漏を改善するには正しい自慰行為の方法を身につけることが重要になります。自慰行為編で正しい方法を見ていきましょう。

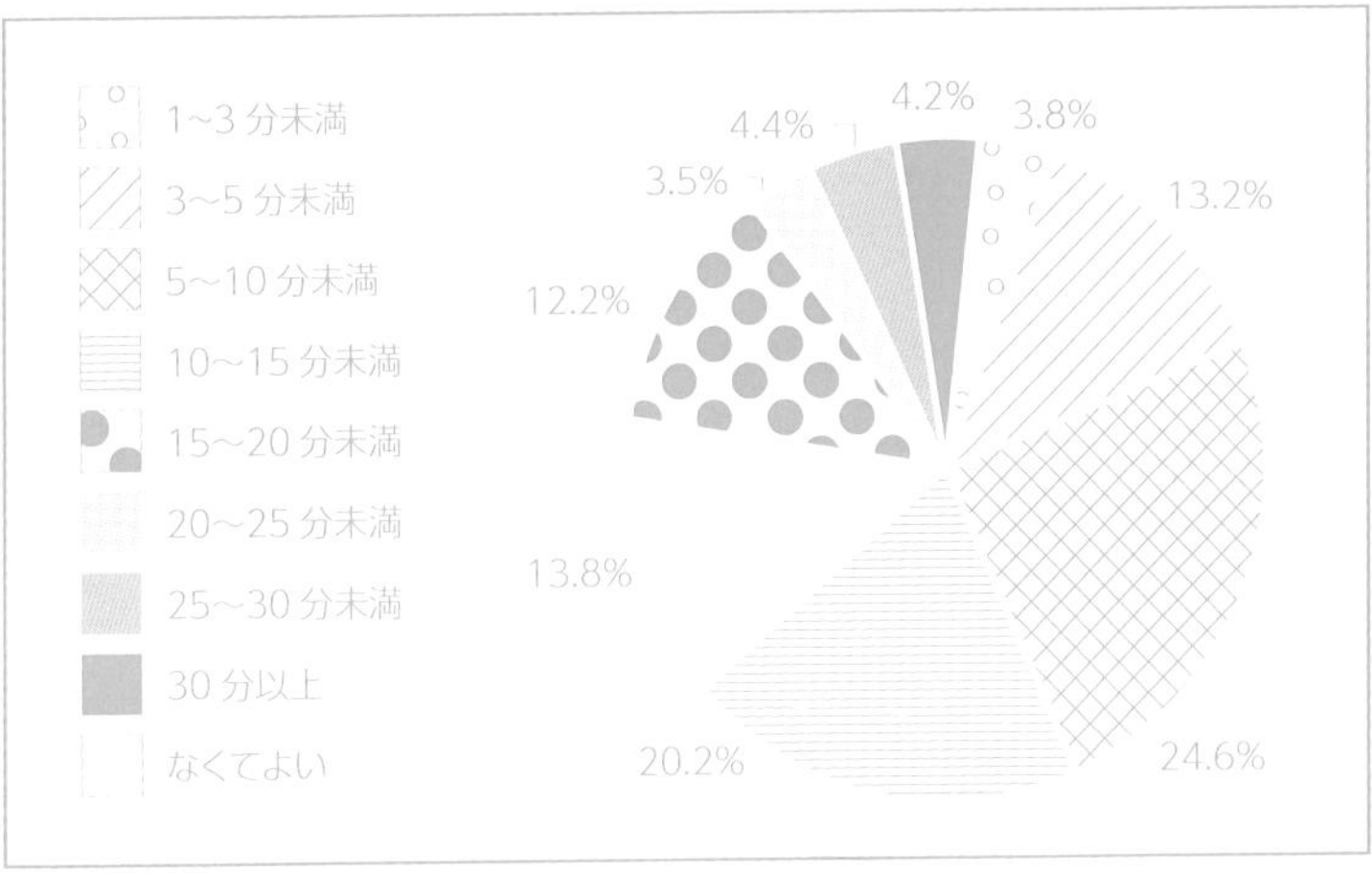

図18　女性が理想とする挿入時間（浜松町第一クリニックWebサイトより引用）

コラム3

看護師ってエロいって本当？

―マッキーが知る看護師の真実―

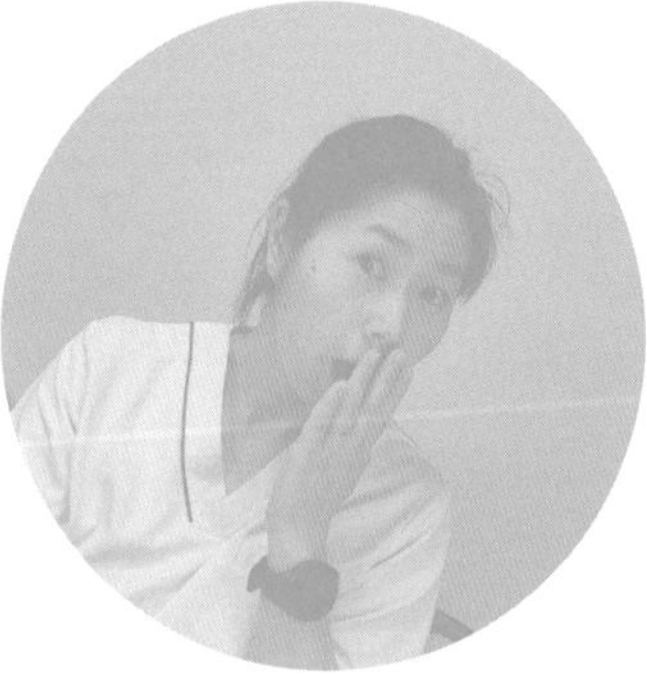

巷では、「看護師ってエロい」という風説が流布しています。アニメやアダルト動画の世界を見ても「看護師もの」というジャンルが確立され、視聴者の方からも「29歳男性。看護師さんは恥ずかしいふりして積極的なところが好き」「35歳男性。看護師さんにいろいろと手伝ってもらいたい」などといった意味深なコメントが寄せられます。下の世話をしてくれる優しい白衣の天使である看護師に対し、みなさんは甘い幻想を抱いているよう

です。そこで、病院看護師歴11年のマッキーが看護師の真実をお話しします。みなさん覚悟はいいですか?

看護師の仕事で最も大切なことは、患者さんの客観的な情報をより多く入手することです。しかし、「はじめに」でお話ししたように私は医師や同僚に患者さんの状態を的確に伝えるのが苦手でした。そんな悶々とした日々を過ごしていたある日、休憩室で先輩看護師たちがこんなやり取りをしていました。

「304号室の田中さんのお通じは、ピーナッツクリームのようなねっとり感で色はビターチョコレートでカカオ多め。拭き取り忘れると、炎症の原因になるから気をつけて」と、便をスイーツに例えていたのです。これには衝撃を受けました。さらに、褥瘡《じょくそう》の状態については「潰瘍部分は真っ赤なサクランボ色で佐藤錦のように美味しそう。だけど、周りの皮膚は鶏肉の脂身のように黄色くなっているので、患者さんが痛がるかもしれない。新しい皮膚ができるようにしっかりと洗浄してね」と、言うではありませんか。

これを聞いた私は、不謹慎なように感じ、この先輩看護師に患者さんの状態を食べものに例える理由を尋ねました。すると、先輩看護師は「他の職種のスタッフに伝える時に便利なの」とおっしゃいました。その理由に深く共感した私は排泄物や分泌物を可能な限り食べもので例えられるように日夜猛特訓しました。そうした甲斐もあって、あれよあれよという間に語彙力が豊富になりました。例えば、鼻汁は卵の白身やキウイフルーツ、お小水はワインや甘酒、血液はレバーや花の名前などなど（気分が悪くなった方ごめんなさい）。

一方、看護師はみなさんが眉をひそめるようなさまざまなタスクを要求されます。例えば、患者さんの陰嚢周辺に薬を塗る時は、1年目であろうと容赦なく陰嚢を鷲掴みにし、塗り残しがないようにします。時には患者さんが、頬を赤らめるくらい股間に顔を近づけて観察したりもします。また、男性患者さんの導尿時で尿器のお小水が溢れそうな時は患者さんの下着をガバッと開けて新しい尿器を差し入れます。

さらに、オムツの交換時は、陰茎にお小水が付着していたり、汗をかいたりしていることがあるため、おしぼりでしっかりと拭き取ります。その時も野菜売場で売っている野菜の鮮度を見分けるようにまじまじと局部を凝視します。こんな時にいちいち「キャー」なんて言っていられません。いかに確実に、効率的に業務を行えるかということで頭がいっぱいです。したがって、看護師は下ネタが好きというよりも、下ネタと言われる領域に対して男性を恥ずかしい気持ちにさせるほど、徹底的に向き合うプロだと言えます。

ちなみに、「自慰行為を1週間ほどしなかったら、塊のようなものが出た」とコメントをくださった方がいました。それを読んで私は恥ずかしい気持ちになるというよりも「長期間使っていないシャンプーを使うとスポンと栓が取れるのと同じ現象だ」と即座に閃きました。この比喩を交えながら、視聴者の方のコメントを紹介すると、「言い得て妙」という反応があり、とてもうれしかったです。看護師のスキルが思わぬところで役立つものだと感じました。指導してくれた先輩看護師には感謝の気持ちでいっぱいです。

第4章

自慰行為編

Q30

正しい自慰行為の方法を教えてください。

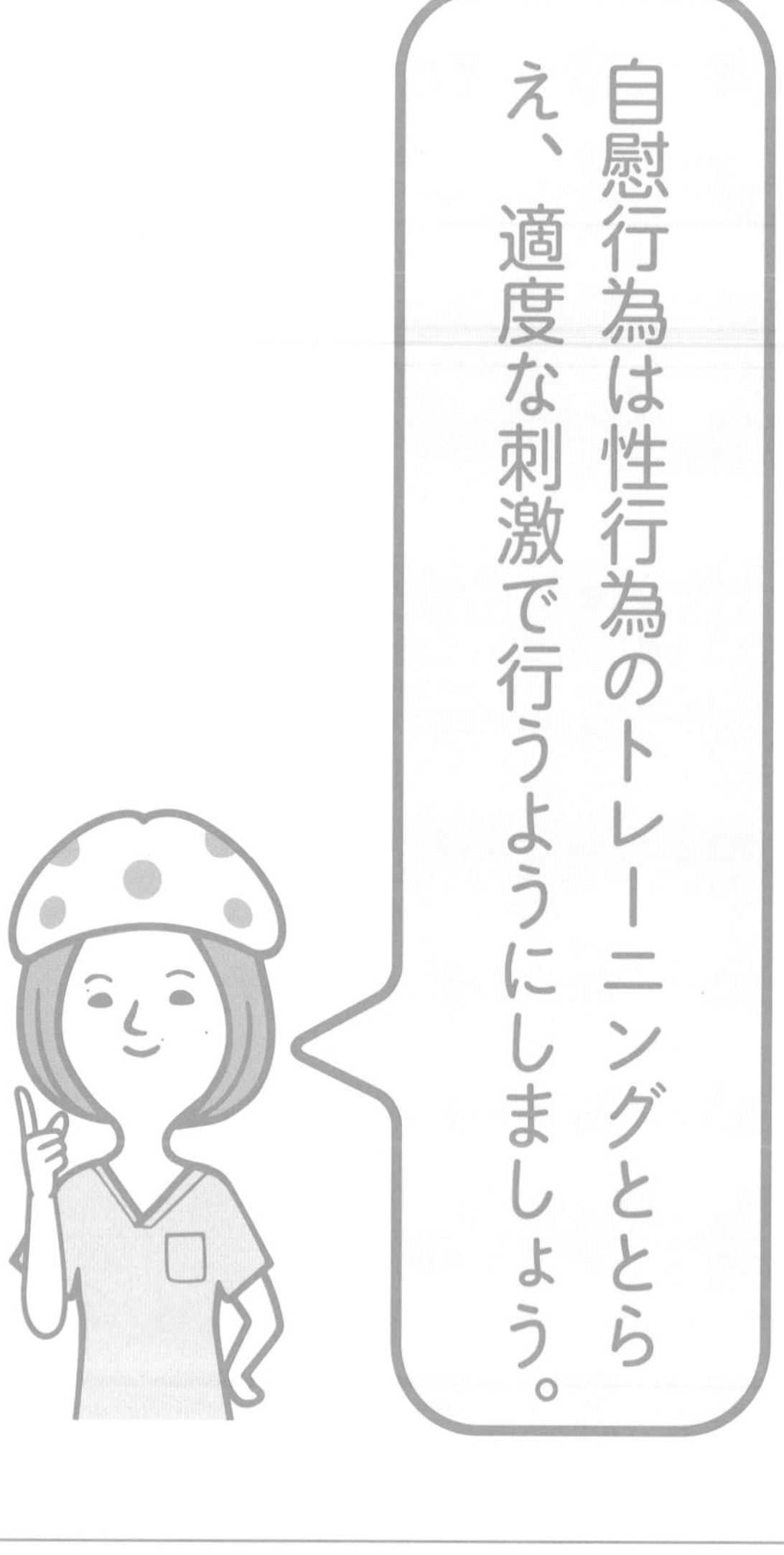
自慰行為は性行為のトレーニングととらえ、適度な刺激で行うようにしましょう。

自慰行為において快楽の追求は重要な要素です。とはいえ、快楽を追求し過ぎた結果、誤った自慰行為を身につけてしまうと、適度な刺激では満足を得られなくなってしまいます。なぜ、私が誤った自慰行為に待ったをかけるかというと、アンケートで「約9割近くの男性が自慰行為を教わった経験がない」[*14]ことが分かったからです。実際に「61歳男性。性行為の挿入時の刺激が弱過ぎて射精ができなくなった」などという悲痛な叫びも多数寄せられています。ちなみに、『巨人の星』の星飛雄馬は父・一徹の熱烈な指導によって大リーグボールが投げられるようになりました。何事の上達にもコーチが欠かせません。そこで、私がみなさんのコーチ代わりとなり、自慰行為の方法を指導したいと思います。

自慰行為の前提として、実際の性行為を想定してソフトな刺激で行うという鉄則があります。まずは、包皮を剥くことができる方は自慰行為の前に必ず剥くようにしましょう。なぜなら、性行為の挿入時には自慰行為のように亀頭で包皮をスライドさせることはないからです。なお、具体的な自慰行為の手順（図19）ですが、まず肘は体側に当て、手首は利き腕側の鼠径部の辺りに添えます。

そして、親指以外の４本の指で陰茎を覆い、手のひら全体で包み込むようにしてください。ちなみに、力が入っているのは親指と中指だけです。指先だけで陰茎を持たないように指と陰茎の間に紙１枚分が入るような隙間をつくりましょう。

また、スライド時のポイントですが、人差し指の第１、第２関節は屈曲させ、狙うは亀頭です。亀頭は陰茎よりも幅が広く、刺激に弱いので、強く握るのはＮＧになります。この時、小指の腹は陰茎に軽く触れる程度にすると、力が入り過ぎるのを防げます。これらの手順で陰茎を握ったら、実際の性行為のピストン運動をイメージしながら、同じ速度になるようにスライドしてください。ただし、お腹に力が入らないように膝はできるだけ曲げましょう。いかがでしょうか？　ご自分の自慰行為と比べてとてもソフトタッチなことがお分かり頂けると思います。

実は男性が思っている以上に女性の膣の入り口はデリケートです。ウォシュレットの水圧を強にするだけで痛がる女性もいますし、ちょっとした刺激で膣の入り口は簡単に切れてしまいます。女性の声を代弁して男性のみなさんにはやさしい膣の取り扱いをお願いしたいと思います。ちなみに、性行為を想定した実践的な自慰行為としては、コンドームを陰茎に装着した状態で射精補助具やローションを用いる方法をおすすめします。遅漏（Q29）や膣内射精障害が気になる方はこの方法で適切な刺激を確認しておくとよいでしょう。正しい自慰行為の方法を紹介しましたが、やってはいけない自慰行為もあります。これについてくわしく見ていきます。

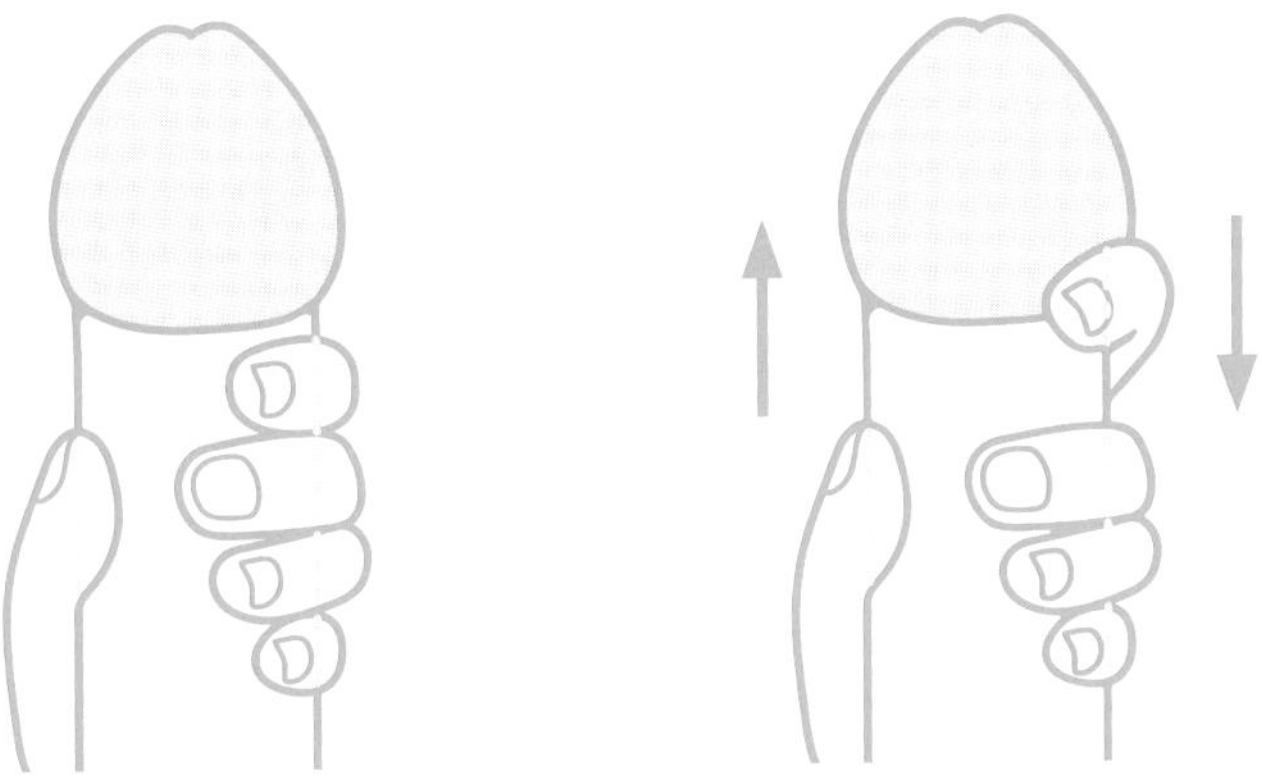

①親指以外の4本の指で陰茎を覆い、手のひら全体で包み込む。力が入っているのは親指と中指だけ。指先だけで陰茎を持たないように指と陰茎の間に紙1枚分（点線部）入るような隙間をつくる

②人差し指の第1、第2関節は屈曲させ、亀頭を軽く握ってスライドする

図19　正しい自慰行為の手順

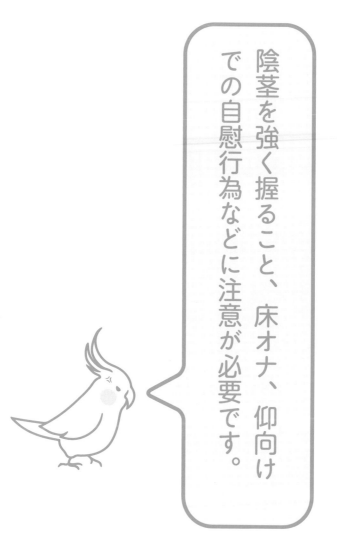

Q31 やってはいけない自慰行為はありますか？

陰茎を強く握ること、床オナ、仰向けでの自慰行為などに注意が必要です。

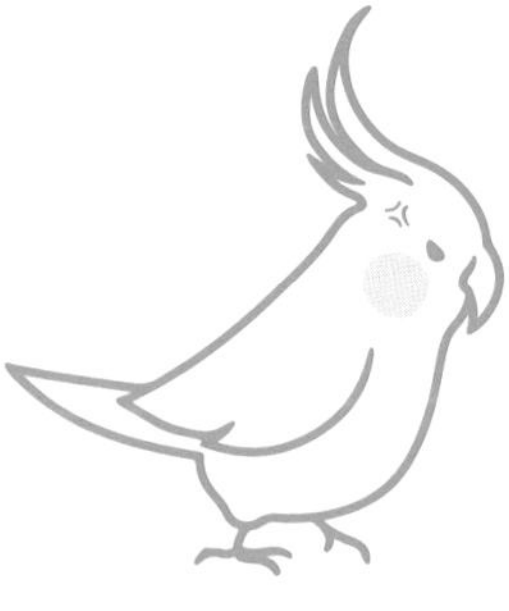

自慰行為の方法は十人十色。視聴者の方からは「陰茎を叩く自慰行為が止められない」など、女性の立場からは思いもよらない方法を紹介され、感心することもあります。その一方で、自慰行為の方法に悩む学生さんからは、「僕の自慰行為をマッキーさんに確認してほしい」という声が寄せられたこともあります。そんな時はそっとスマートフォンを閉じるようにしています（笑）。誤った自慰行為は性行為の際にさまざまなトラブルを引き起こす可能性があります。では、ＮＧな自慰行為にはどんなものがあるのでしょうか？

まず、自慰行為の際に陰茎を強く握り過ぎるのは禁物です。遅漏（Ｑ29）などが生じる恐れがあるので、注意してください。そして、自慰行為中に注意したいのが、陰茎をスライドする速度です。自慰行為の最中はついつい没頭してしまい、高速なスライドになりがちです。なるべく性行為の際のピストン運動と同じ速度になるよう意識してみてください。ちなみに、床を使って性的な刺激を得る自慰行為を「床オナ」（図20）と言います。この方法で自慰行為を行うと、ご自分の体重が陰茎に集中的にかかり、片面のみが強く擦れてしまいます。こうしたアンバランスな刺激が陰茎に加わると、挿入時の膣内刺激だけ

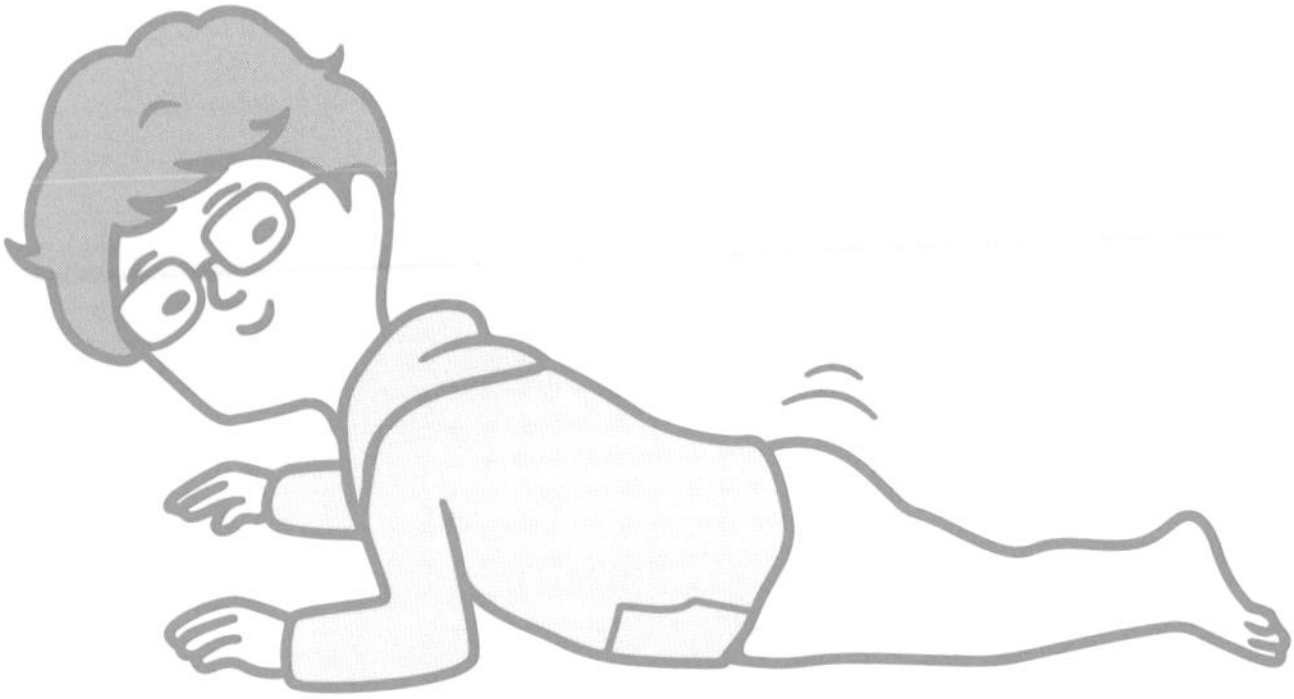

図20　床オナをする川田さん

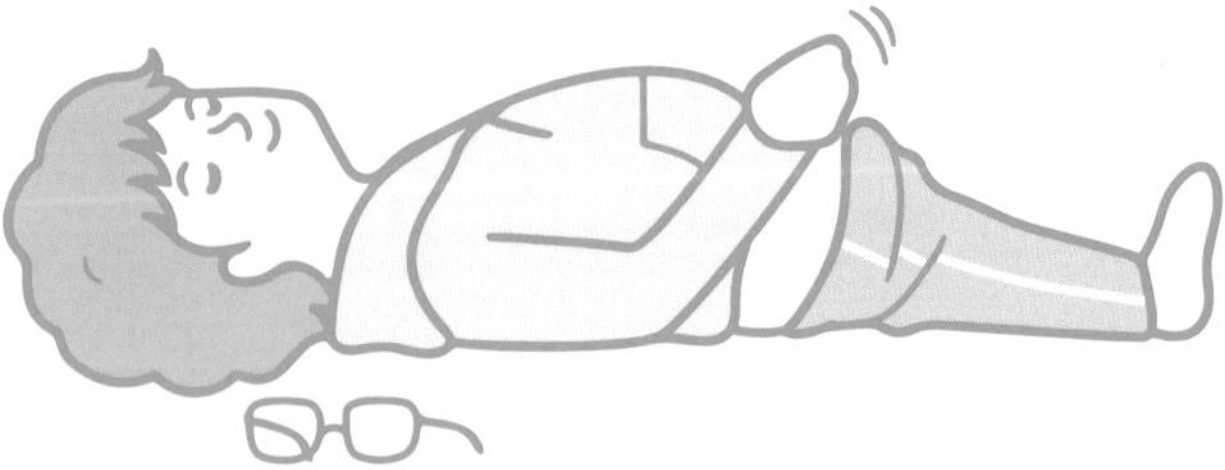

図21　仰向けの自慰行為をする川田さん

では射精できなくなってしまいます。

また自慰行為に関するアンケートを見ると、「約半数の方が仰向けになって自慰行為（図21）をしている」[*15]ことが分かりました。「えっ！　なんで仰向けがいけないの？」と思われる方がいらっしゃるかもしれませんが、実際の性行為は脚を伸ばした状態での体位はありません。この姿勢に一度慣れてしまうと、他の体位で射精することが難しくなり、結果的に膣内射精障害になってしまうことがあるので注意してください。

自慰行為の際の注意点を紹介しましたが、なかなか自分では直しづらいもの。そこで、参考にして頂きたいのが、私のYouTubeやアンケートに寄せられたコメントです。例えば、「55歳男性。利き腕の握力が強過ぎるので、自慰行為の補助具を使っている」「54歳男性。利き手ではない手を使っている」など、みなさんの工夫を知ることができます。やってはいけない自慰行為について紹介しましたが、みなさんはどのようなオカズを使っているでしょうか？　オカズは使い方次第で毒にも薬にもなります。これについて見ていきましょう。

Q32 動画やアニメをオカズにした自慰行為が止められません。どうすればいいでしょうか？

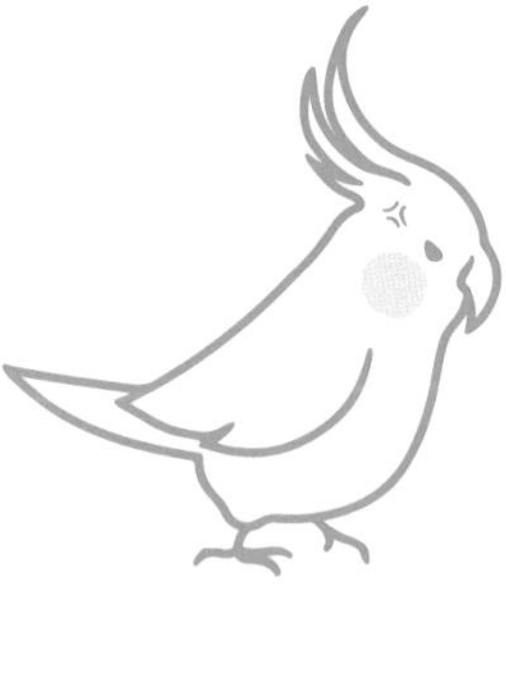

自慰行為のオカズは想像がベストです。動画やアニメをオカズにすると、適度な性的刺激では満足できなくなります。

日本人の自慰行為に関する大規模調査では、「約8割の男性が自慰行為のオカズにアダルト動画（実写）を用いている[71]」ことが分かりました。また、アンケートでも「約8割の男性がアダルト動画を利用している[*16]」と回答しました。ちなみに、オカズのレシピを尋ねてみると、身近にいそうな女性のアダルト動画をメインディッシュにし、ときおりプロの女優さんの作品で味付けをしているようです。このように男性にとってオカズを用いた自慰行為は一般的ですが、健康に影響をもたらす可能性があることをご存じでしょうか？

研究によると「アダルト動画をたくさん観賞する男性ほど、やる気に関係する脳の線条体が小さい傾向があり、視覚による性的刺激を受けても、脳があまり反応を示さない[72]」ことが分かっています。ただし、この研究では「アダルト動画が脳を縮小させるのか、それとも特定の脳のタイプを持った人がアダルト動画をたくさん観賞する傾向があるのかは断定ができない[72]」とも言っています。とはいえ、アダルト動画をオカズにすることを習慣にすると、さらに強い性的刺激を求めてしまいがちになります。

とくに注意が必要になるのが性的なアニメや漫画をオカズにした自慰行為です。

調査でも「10代の男性はアニメをオカズにしている割合が最も高い[71]」ことも分かっています。ちなみに、日本の性的なアニメは「海外でも『hentai』と呼ばれ、世界各国でも高い認知度を誇っている[73]」ことが知られています。なお、このようなアニメに登場する女性キャラクターの設定は、たいてい性行為の経験がない高校生です。その特徴を紹介すると、声は極端に高い、ありえないくらい胸が大きい、お尻は完璧なまでに丸い……。そして、何よりも忘れていけないのが、全く体毛が生えていないということです。男性の夢を壊すようで申し訳ありません。私はサウナ施設で働いたこともありますが、そんな女性に会ったことがありません。「少年よ、大志を抱け！」ならぬ、「男性よ、現実を見ろ！」と言いたいです。

こうしたアニメにハマってしまった場合、現実の女性とのギャップから性行為をしたいという気持ちが起こらなくなる可能性が高まります。そうしたリスクを避けるためにもオカズとしておすすめしたいのが想像です。ちなみに、コメント欄に寄せられたみなさんの自慰行為の設定は「62歳男性。コンプレックスのある陰茎を女性に観察された時の言葉を想像している」「45歳男性。全裸になり自分の身体をよく観察しながら、お気に入りの女性との性行為を想像する」など、演出家顔負けのものばかり。今日のオカズにお困りの際は、ヒントにしてみてください。とはいえ、「美女が出演する性的な動画を見ると、健康な若い男性のテストステロン濃度が上昇した[74]」という報告もあるので、男性機能が低下しているな、と思った時には、美女の助けを借りるのもよいでしょう。

Q33 どうすれば最高に気持ちのよい自慰行為ができますか？

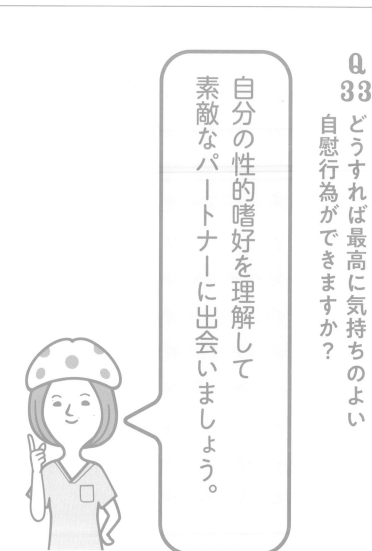

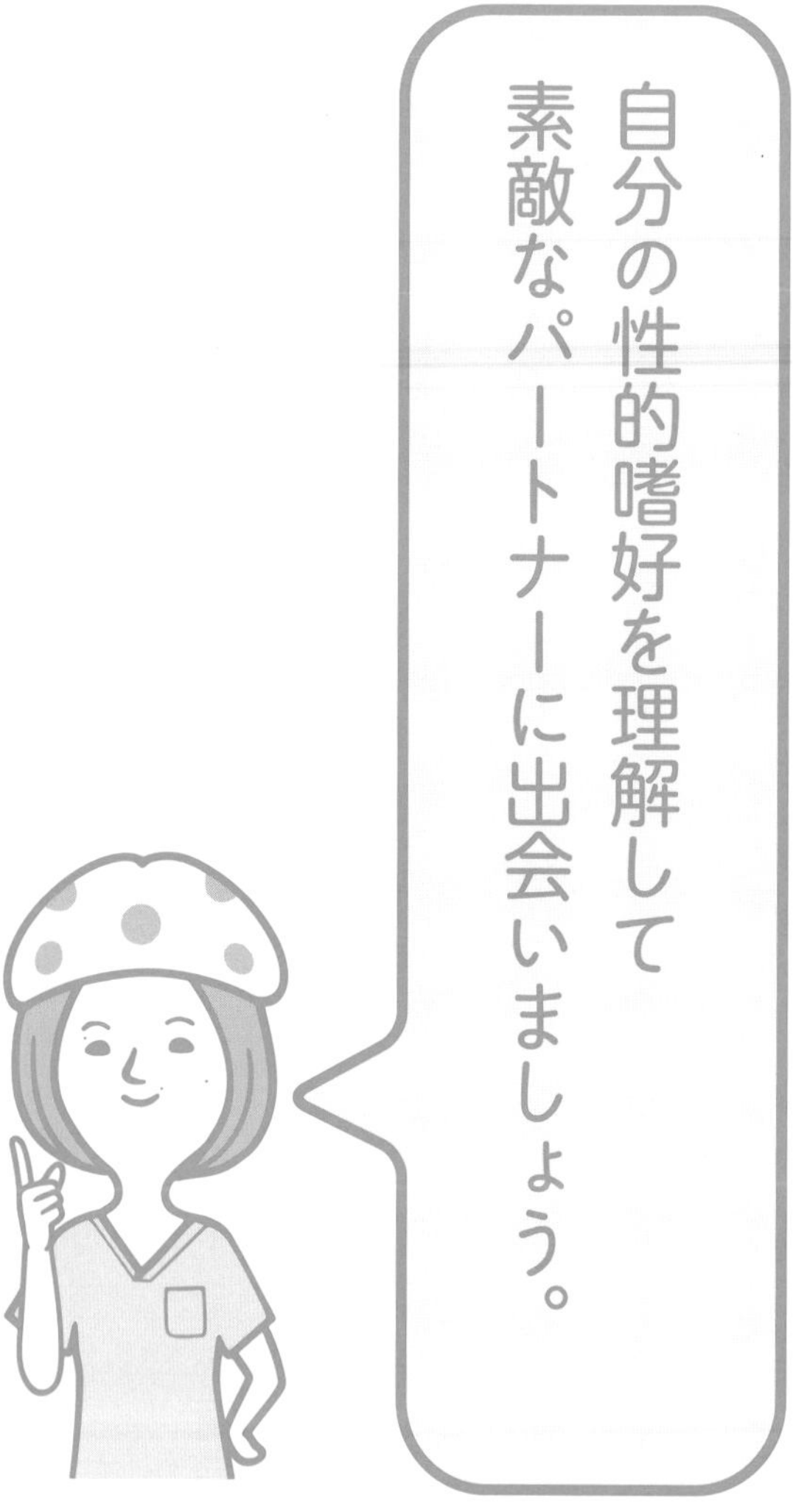
自分の性的嗜好を理解して素敵なパートナーに出会いましょう。

「18歳男性。どこを触ったら、感じるようになりますか？」「22歳男性。どうやったら一番感じる自慰行為ができますか？」など、自慰行為に関する質問は具体的な回答を要求するものが多いように感じます。こうしたことを話すと、「エロい話をマッキーに送ることで興奮してるんじゃない？」とよく言われます。

一方で、「46歳男性。男性の生理や心理を理解してくれてありがとう。このチャンネルでどれだけの男性が救われているでしょう」といったメッセージを頂いたこともあります。この時、コメントを寄せてくださる方々の多くが実社会で孤立無援状態になっているのだと感じ、ハッとしました。このことがきっかけで、自分の身体が今後どうなっていくのか分からない不安から勇気を出して質問をしてくださっているのではないかと思うようになりました。とはいえ、私もそのことに気づくまでながーい、ながーい時間がかかりましたが……。

公式SNSで最高の自慰行為とは何かについてコメントを募集したところ、「多くの方が実体験をオカズにしている」ことが分かりました（図22）。ちなみに、その内容は、「昔のパートナーとの性行為の記憶」や「女性から言われた言葉」「思い出の品」などで興奮度を高めるといったものでした。Q32で紹介した通り、男性の大半がアダルト動画をオカズにしていることを考えると、驚きの結果でした。

この結果を見て、私は「最高の自慰行為を知りたい」と質問をくださる方に学生さんが多い理由が分かりました。それは、学生さんが中高年男性に比べて経験が乏しい傾向にあるということです。つまり、最高の自慰行為を語るにはそれ相応の経験が必要だということが言えるでしょう。もし、最高の自慰行為を求める方への回答があるとすれば、「愛し合えるパートナーと出会うことではないか」と私は思います。

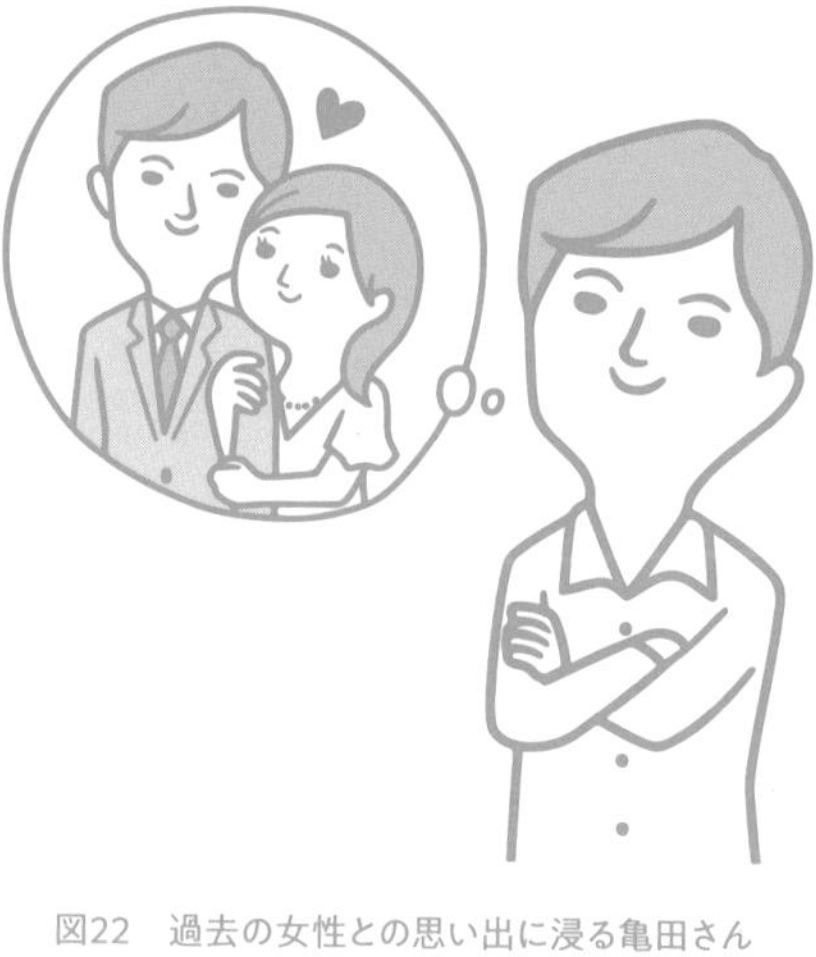

図22　過去の女性との思い出に浸る亀田さん

最高の自慰行為を探求するうえで、もう一つ大切なことがあります。それは自分の嗜好が視覚、聴覚、触覚のうち、どれが優位なのかについてあらかじめ認識しておくことです。ちなみに、私は自分のことを触覚と聴覚が優位だと考えています。子どもの頃はぬいぐるみについていたタグを常に触っていましたし、現在は大好きなスプーンの手触りに幸せを感じています。また、本を読んだり、物事を覚えたりする時はなるべく耳読で行うようにしています。みなさんの得意なことや好きなことがご自分の嗜好につながっている場合があるので、自慰行為の際に参考にしてみてください。え？　私だったら、自分の嗜好をどう活用するかですって？　私ならシルクのシャツを準備してイケてるボイスを使って。そして……、おっとこれ以上は言いません。

Q 34

自慰行為のゴミを捨てたら妻に見つかりました。バレない方法を教えてください。

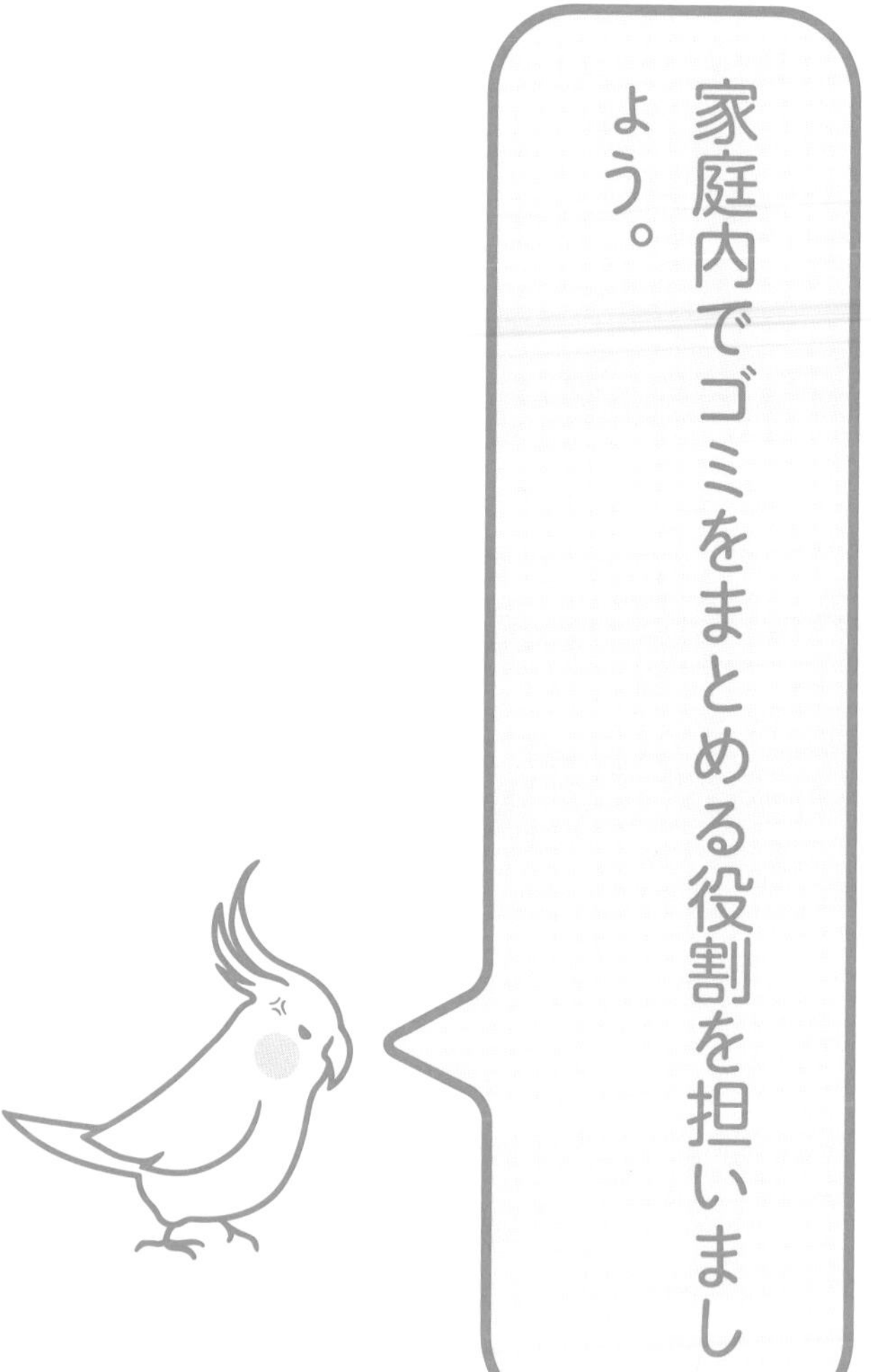
家庭内でゴミをまとめる役割を担いましょう。

この質問が来た時は正直驚きました。女性の立場からすると、男性が自慰行為後の片づけに悩んでいるとは思いもよらなかったからです。しかもバレない方法となると……。額に汗をたくさんかいた記憶があります。

ここは、女性の立場からビシッと一言言わせてもらいます。まず、自慰行為後のティッシュを奥様に片づけてもらうという意識を変えてください。しかもバレたくないなんて……。ゴミ集めが好きな女性なんて聞いたことはありません。そこで、おすすめなのが、ご自分でゴミを集める係を申し出ることです。奥様の家事の負担が減ると同時に、ご自分の証拠隠滅に役立ちます。

ちなみに、自慰行為の場所を変えるというのも一つの方法です。自慰行為の場所についてアンケートを取ったところトイレやお風呂と回答する方が多かったです。その他にも多目的トイレ、病室、車の中、そして職場という猛者もいらっしゃいました。私には思いつかない回答ばかりで男性の性への探求心には頭が下がるばかりです。ついつい熱くなりましたが、最も知られたくないのが自慰行為の姿ではないでしょうか？　では、禁断の自慰行為中に家族に見られた時はどうすればいいのか、その心の持ちようなどについてお話しします。

Q35 自慰行為中に家族に見られました。どう振る舞えばよいのか分かりません。

他人に見せないように配慮していれば、自慰行為をすることは全く問題がありません。堂々としていましょう。

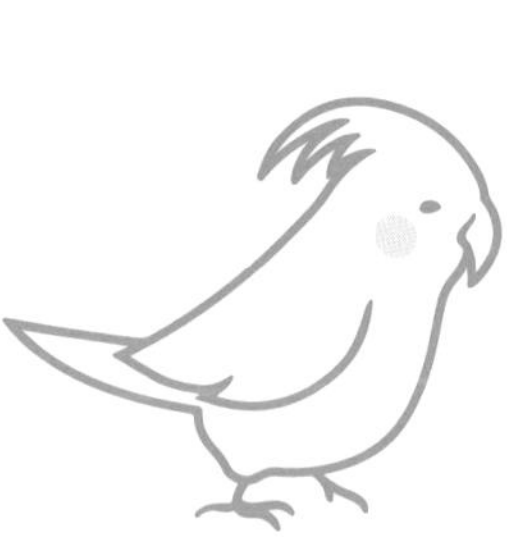

学生さんから「自分の部屋で自慰行為をしていたら、母親にドアを開けられ、『何やってるの！』と怒られた。顔を合わせられないし、気まずい……」といった内容の痛切なメッセージが何件か送られてきたことがあります。実はアンケートでも「奥様に自慰行為を見られた経験がある男性は5割近くにもなる[*17]」ことが分かりました。この結果からも、家族に自慰行為を目撃されることは、誰にでも起こり得る悲劇なのです。では、状況別の対応方法を見ていきましょう。

国際的な性教育の基準では「一人だけの空間で他人に見せないように配慮さえしていれば、自慰行為をすることは全く問題がない[75]」とされています。プライベートスペースでの自慰行為を不幸にも見つかってしまった場合はぜひ顔を上げて堂々としていてください。とくに思春期に自分の身体に関心を持つのは、自然な成長のプロセスです。近年は性犯罪・性暴力対策の一環で家庭での性教育のニーズが高まっています。そうした背景を受け、「ストレス解消やリラックス目的で自慰行為が推奨されている[76]」ことに対し、世間の認知度も高まっていますが、依然として子どもの自慰行為を叱る母親は多くいます。では、なぜ母親は子どもの自慰行為を叱るのでしょうか？

その理由として考えられるのが、性教育に自信がないということです。やはり性的な知識にくわしい人は、色眼鏡で見られる傾向があります。したがって、恥ずかしさのあまり最初の一歩を踏み出せない母親が多いのも分かります。確かに私自身も現在進行形で色眼鏡として見られている部分があり、そのことについては自分なりに理解をしているつもりです。しかし、初めて会った方に「エロいことで稼いでいるんでしょ？」と言われると、流石の私でもカチンと来ることがあります。

ちなみに研究によると「性教育に積極的に関与するのは母親であり、父親は一歩引いている傾向がある[77]」ことも分かっています。そこで、男性の方々にお願いがあります。ぜひ性教育に積極的に関与してください。みなさんが性の知識を早く知りたかったと思うのと同様に、青少年たちは疑問や不安を抱えているはずです。たとえ、青少年たちが母親に自慰行為を目撃されたとしても「大丈夫、大丈夫」と相談に乗って上げることができれば、救いになるのではないかと思います。

一方、中高年男性のみなさんが奥様やパートナーに自慰行為を見られた時はどうすればいいのでしょうか？　これについてアンケートを取ったところ「なんと約6割の男性が堂々としていた」[*18]という回答がありました。自慰行為を見られた際の対応も人生経験が物を言うようです。しかし、実際には「61歳男性。ビンタされた」「55歳男性。慌ててパンツを上げた」など、まるで当時の場面が思い起こされるような切ないコメントの数々もありました。そんななか、とくに私が感心したのが「堂々と仁王立ち」（図23）というコメントです。そこまで堂々としていたら女性が立ち入ってはいけない領域があるのだなと悟り、逆に「ごめんなさい」と謝ることになるでしょう。そんな日が来ないことを祈っています。

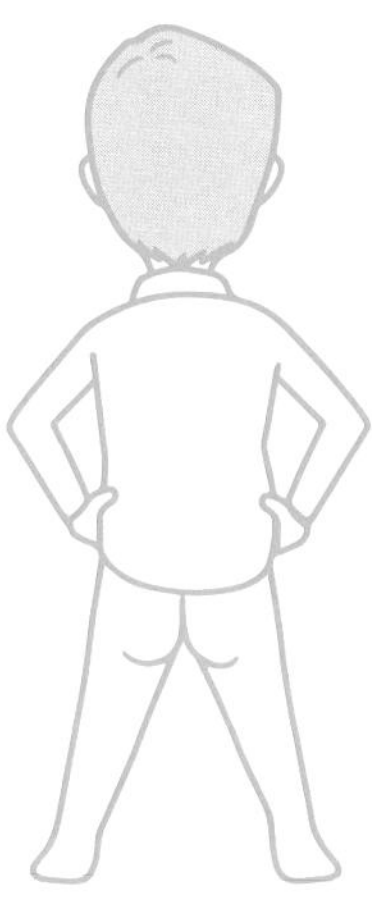

図23　自慰行為が見つかり仁王立ちする亀田さん

Q36 自慰行為をするとうしろめたくなります。どうしたらいいでしょうか？

自慰行為をうしろめたいと思う必要はありません。むしろ適度な自慰行為は健康にもよい影響をもたらします。

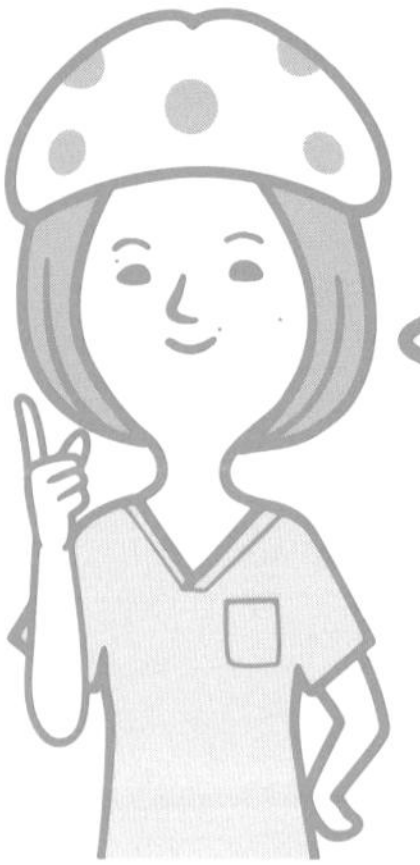

「29歳男性。1日に何回も自慰行為をしてしまい、悩んでいます」「37歳男性。自慰行為を毎日しているが、ダメでしょうか？」など、自慰行為に関する悩みを3日に1度は聞きます。私がこうして全身全霊をかけて自慰行為を肯定してもなかなか信じてもらえません（シクシク……）。そうした悩みを抱えている方々に共通しているのが、自慰行為に対し、うしろめたさを感じているということです。誰にも迷惑を掛けているわけでもないのに、なぜ男性は自慰行為にうしろめたさを感じるのでしょうか？

その理由の一つとして考えられるのが、「自慰行為のうしろめたさは日本人の道徳観に由来するのではないか？」という見解です。自慰行為の言説の変遷を分析した研究では、「大正から昭和戦前期の青年たちが性欲を抑えることが個人の修養や社会・国家の貢献につながると考えており、自慰行為をこっそり隠れて行うことに対し、罪悪感や敗北感を抱いていた[78]」ことを紹介しています。

さらに、この研究では「歴史的にみれば、オナニーに伴ううしろめたさの感覚が性欲に敗れた（修養論的）敗北感から、『正常なセックス』に費やすことのできない性欲・精液の浪費感、更にいえば正常なセックスすべきパートナーをもたない（もてない）自己への屈辱・無念感の方へと、うしろめたさの内実をシフトさせてきた[78]」と指摘しています。つまり、男性が自慰行為に対して感じるうしろめたさには自慰行為は性行為の代償行為にすぎないという「セックス中心主義」の考え方があると言えます。

自慰行為にうしろめたさを感じる理由としてもう一つ考えられるのが、「自慰行為が身体に悪影響をもたらすのではないか？」ということです。ちなみに、自慰行為の際のテストステロンの数値を測った研究では「射精時をピークにテストステロンが上昇する[79]」ことが分かりました。この結果からも適度な自慰行為はかえって男性機能によい影響をもたらすと言えます。

これを読んで私の言っていることをようやく信じてもらえそうでしょうか？最後に私から一言。男性のみなさん、自慰行為は決して恥ずかしいことではありません。私も全力でサポートします（どんなサポートかは想像にお任せします）！

Q 37 自慰行為を1日に何回もしてしまいます。これって病気でしょうか？

問題ありません。ただし、日常生活に影響が出る場合には強迫的性行動症の可能性があるので精神科に相談を。

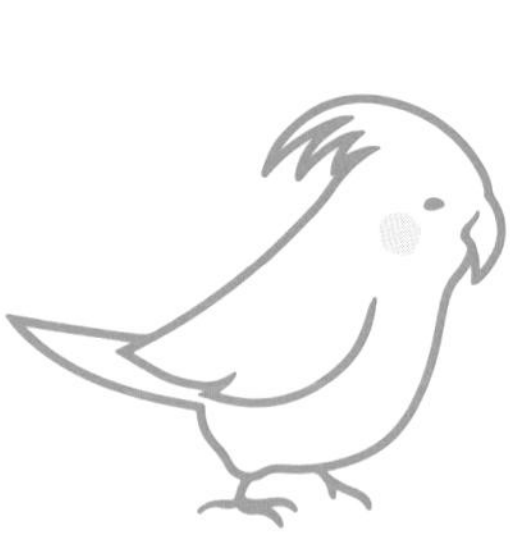

「51歳男性。夕方に自慰行為をしたのに、夜になると自慰行為がしたくて我慢できない」「47歳男性。毎日何度も自慰行為をしないと満たされない自分にうんざりです」などの質問を受けたことがあります。思わず「思春期か！」とつっこみを入れたくなるでしょうが、自慰行為の頻度について中高年男性のみなさんがリアルに悩んでいることが分かります。では、実際に男性は自慰行為をどのくらいの頻度でしているのでしょうか？

自慰行為に関する大規模調査によると、「男性の自慰行為の回数は1週間に2・94回だった」[71]ことが報告されています。また、性行為に関する大規模調査では「男性の自慰行為の回数が20代は月7・9回、40代は月5回、60代は月1・9回だった」[80]ことも報告されています。つまり、自慰行為の回数は加齢に伴い減少し、年代によっても異なることがお分かりになったと思います。ちなみに、若年層の男性では、毎日自慰行為をすることは決して珍しくありません。時には1日に複数回の自慰行為に及ぶことさえあるのです。しかし、自慰行為のことが頭を離れず、学校や職場に遅刻してしまう、食事をとることもままならない場合などは注意が必要です。では、1日に複数回に及ぶ自慰行為が異常とされるのは、どのような場合なのでしょうか？

病気の国際的な定義を定めたＷＨＯの国際疾病分類[81]（ＩＣＤ－11）には、「強迫的性行動症」という精神疾患が掲載されています。この疾患は、性的な考えや行動を止めたくても止められないという症状を指し、具体的には過剰な自慰行為、不特定多数との性行為、性風俗店やアダルトサイトの過剰な利用、不倫や出会い系サイトの利用など広範囲にわたります。ちなみに、これらの症状を精神科では「性依存症」と言うこともあり、チェックリスト（表10[82]）を用いたスクリーニングが行われています。

このチェックリストの10個の項目のうち、一つでも当てはまると強迫的性行動症の可能性があります。ただし、チェックリストは幅広い性的な症状を対象にしています。自慰行為が止まらない場合は、「セックスや性的刺激によって物事の優先順位がしばしば逆転する」「性的活動に時間をとられ家族や身近な友人をおざなりにしている」「最近、性的活動のせいで集中力や仕事の能率が落ちている」などの項目に当てはまるようであれば、一度精神科に相談してみるとよいでしょう。自慰行為が止まらない場合の注意点についてお話ししましたが、自慰行為の回数を減らすと健康によいという噂を聞いたことはないでしょうか？　その真相に迫ります。

表10　性依存症チェックリスト（榎本クリニックWebサイトより引用）

質問項目
1.あなたの性的な思考や行動に対して誰かの助けが必要と感じる
2.性的な思考や行動をしている時の方がリラックスできる
3.セックスや性的刺激によって物事の優先順位がしばしば逆転する
4.自分自身の性的思考や行動で制限したいと感じることがある
5.何かに耐えられず、不安や孤独感を和らげるためにセックスを用いる
6.セックスの後、罪悪感や自責の念を感じて落ち込む
7.性的活動に時間をとられ家族や身近な友人をおざなりにしている
8.最近、性的活動のせいで集中力や仕事の能率が落ちている
9.次から次へと性的関係を持つ相手を変えている
10.性的行動を隠すため、嘘をつくことがよくある

Q 38 オナ禁が身体によいって本当ですか？

オナ禁をしてもよいことはありません。
むしろさまざまなデメリットがあります。

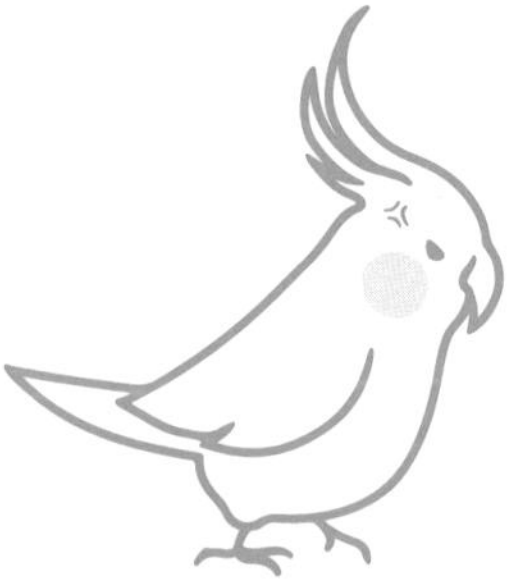

Webサイト上には、「オナ禁」（自慰行為を一定期間止めること）をすると、「性行為のパフォーマンスが上がり、異性からモテる」「筋肉がつきやすくなったり、健康的になる」などといった情報がまことしやかに語られています。しかし、オナ禁は身体に決してよくないことが分かってきています。

アンケートでも「約9割の男性がオナ禁は身体によくない[*19]」と回答しました。さすが、私のYouTubeチャンネルの視聴者のみなさんは分かっていらっしゃいます。みなさん人生経験が豊富なので、オナ禁には弊害があることを実感しているようですが、実際に身体にどう影響するかについてはみなさんご存じないようです。これについてくわしく見ていきましょう。

オナ禁をした男性のテストステロンを調査した研究では「禁欲7日目にテストステロンが45%増加した[83]」ことが分かりました。「えっ、オナ禁って身体にいいいんじゃん？」と思った方ちょっと待ってください。この研究には続きがあります。

一度射精してリセットした集団とオナ禁を継続した集団のテストステロンをさらに7日間（計14日間）測定したところ、「一度射精してリセットした集団はテストステロン値が上がったものの、オナ禁を継続した集団は変化しなかった[83]」ことが報告されました。つまり、オナ禁をするにしても7日までにしておいたほうがよいことがお分かり頂けると思います。

ちなみに、男性に多いがんである前立腺がんと射精回数の関係を調べた研究では「月21回以上射精している男性は、そうでない男性に比べて前立腺がんのリスクが低い[84]」ことも報告されています。このように、オナ禁が身体に与える影響は決してよいものとは言えません。

一方、オナ禁をすると、「ニキビや肌荒れが減る」という話もよく聞きます。研究では「ニキビが多い人はそうでない人と比較してテストステロンの生成量が多い[85]」ことが分かっています。つまり、オナ禁との因果関係は薄いということがお分かり頂けると思います。

ちなみに、テストステロンは皮脂の分泌を増やしますが、その分泌量は思春期をピークに、20歳を過ぎると徐々に減っていきます。むしろニキビや肌荒れは皮脂の詰まりや細菌の感染によって生じることが多いので、きちんと洗顔をしたり、皮膚の新陳代謝を促進するためにも適切な睡眠時間を確保したりするようにしましょう。

Q39 自慰行為で陰茎が黒ずみ、ヤリチンと思われてしまうのではないかと心配です。

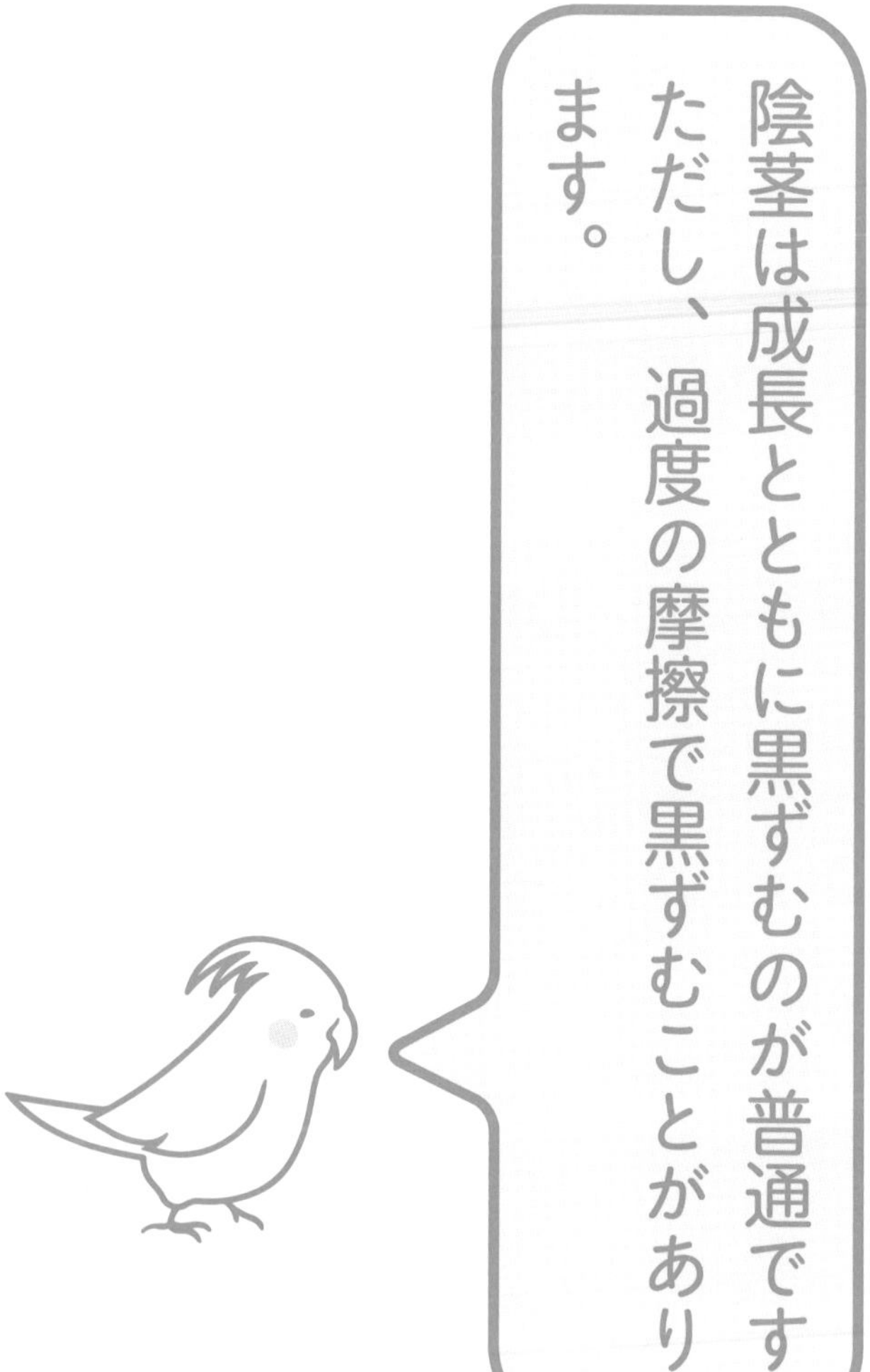
陰茎は成長とともに黒ずむのが普通です。ただし、過度の摩擦で黒ずむことがあります。

「46歳男性。1日に何回も射精することがあり、擦り過ぎのせいか、陰茎が黒光りしてきた」など、陰茎の黒ずみに関する悩みは尽きません。都市伝説的にも「陰茎の黒い人はエロい」「陰茎の黒い人はしごき過ぎだ」などといった風説が流布していますが、実際はどうなのでしょうか？

陰茎の黒ずみの原因の一つとして考えられるのが、男性ホルモンの影響です。私たちは日光を浴びると、皮膚を紫外線から守るために日焼けして肌の色が黒くなります。この時に働くのがメラニン色素です。実は、男性器の成長に大きく関与する男性ホルモンのアンドロゲンは、このメラニン色素と反応して、乳輪や陰茎の皮膚を黒ずませる働きがあります。

メラニンは顔などの外部に露出している部位に多く含まれていますが、陰茎は皮膚が薄いので黒ずみやすいのです。なお、女性も少量ではありますが、男性ホルモンを分泌しています。したがって、男性ホルモンが多い体質の女性は身体の各部位が黒ずむ可能性があるのです。これを聞いた男性のみなさん、女性の乳首の色と男性経験が比例するという「ピンク神話」を流布するのはもう止めにしましょう。

もう一つ陰茎の黒ずみにつながるのが、皮膚の過剰な摩擦です。自慰行為の際に陰茎に過剰な摩擦を加えると、皮膚が次第に厚くなり、徐々に黒ずんでしまうことがあります。

また、締め付けの強い下着やサイズの合わない下着を穿くと、陰部に過剰な摩擦が加わり、黒ずみの原因になることもあるので注意が必要です。このように考えると「陰茎の黒い人はエロい」「陰茎が黒いのはヤリチンの証拠」というのはあながち間違っていないのかもしれません。

ちなみに、私はサウナによく行きますが、隠すことなく堂々と歩いている人が好きです。なぜかというと、タオルで身体を隠している人はなんとなく隠しごとをしているように感じるからです。私が顔出ししてYouTubeを発信しているのと同じように……って違うかしら？

陰茎を黒ずませる原因について解説しましたが、自慰行為をし過ぎることでのデメリットもあります。それについて確認していきましょう。

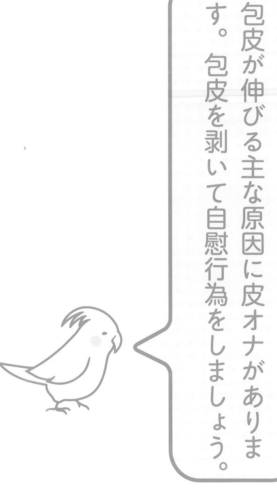

Q40 自慰行為をしていると陰茎の包皮が伸びてきました。どうすればいいでしょうか？

包皮が伸びる主な原因に皮オナがあります。包皮を剥いて自慰行為をしましょう。

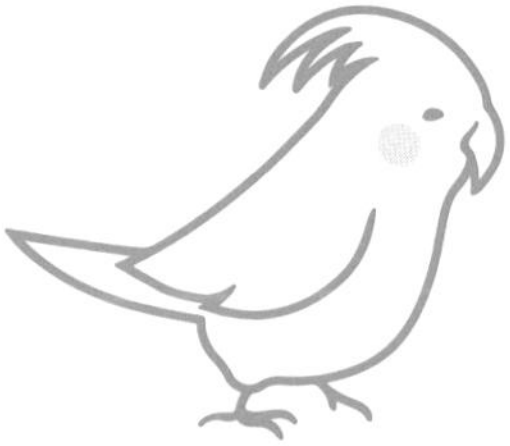

「27歳男性。包皮が余っています。女の子から笑われないでしょうか?」「35歳はお肌の曲がり角とはよく言いますが、45歳は陰茎の包皮の曲がり角なのでしょうか?」「39歳男性。陰茎の皮伸びまくっています」など、包皮の伸びやたるみに関するコメントを頂いたことがあります。

ちなみに、包皮が伸びると包茎(Q4)になる可能性が高まります。コンプレックスがある部位は隠す場合が多いですが、亀頭は露出させたいものです。では、包皮が伸びる原因やメカニズムについて見ていきましょう。

幼児期は亀頭と包皮が癒合しており、陰茎が包皮に包まれている状態が一般的です。しかし、成長に伴い、亀頭と包皮の癒着が取れ始め、第二次性徴期を迎えると亀頭が露出するようになります。ちなみに、この時期に多くの男の子が自慰行為に目覚めるようになりますが、陰茎や亀頭の成長もほぼ同時に止まってしまいます。つまり、この時期に包茎のまま自慰行為を行うと、亀頭の大きさは変わらずに包皮だけが伸び、余ってしまう状態になります。これを「皮オナ」(皮オナニー、図24)と言い、仮性包茎の主な原因だと言われています。

ちなみに、皮オナを習慣的に行っていると、亀頭への性的な刺激に敏感になり、実際の性行為では早漏（Q28）になる可能性があります。

また、自慰行為中は亀頭上を包皮でスライドするため、過度な力が加わり、膣内射精障害になったり、遅漏（Q29）になったりする恐れもあります。

陰茎の包皮が伸びる原因は皮オナ以外に加齢によるものがあります。みなさんは加齢や生活習慣などに伴い、身長が縮まったり、皮膚がたるんだりしてくることをご存じだと思います。このメカニズムと同様に亀頭や陰茎が細く縮んだり、包皮がた

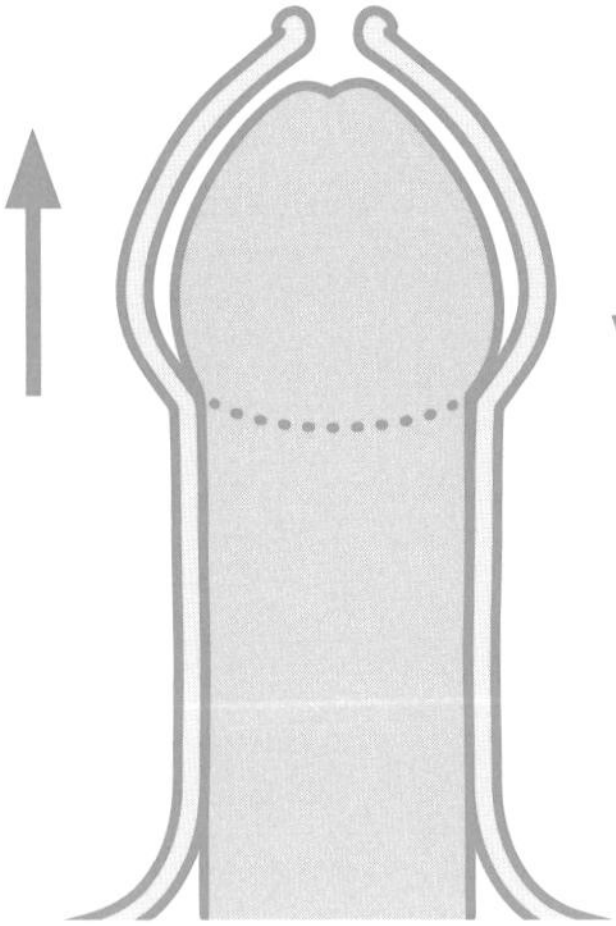

亀頭を包皮が覆ったままスライドすると包皮が伸びる原因になる
図24　皮オナ

るんだりすることがあります。

これを「老人性包茎」と言います。いずれの場合も必ずしも治療が必要なわけではありませんが、気になる方は泌尿器科に相談してみましょう。治療としては余分な包皮を切除するなどの方法があります。

コラム4

病院で自慰行為ができなくて辛い……

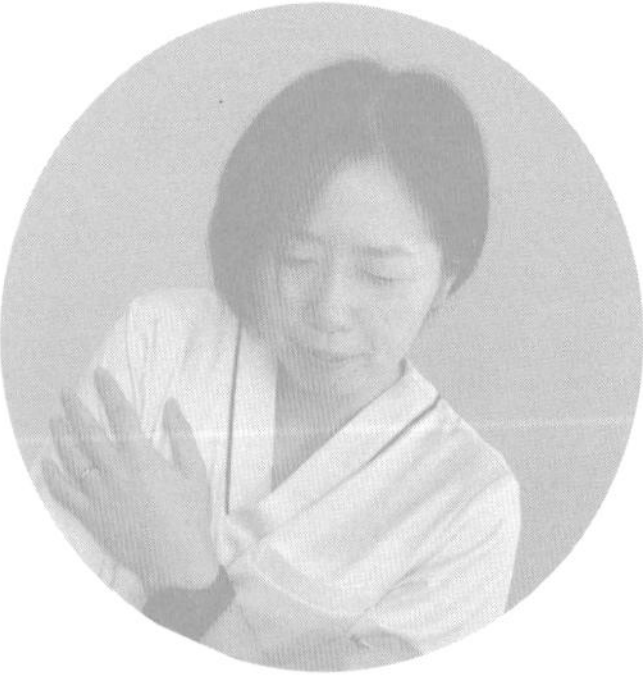

「21歳男性。現在入院中で手術をするのですが、自慰行為ができなくて辛いです」という相談を受けたことがあります。「何でそんなこと相談するのか？　無視すべき」と、視聴者のみなさんからよく言われますが、文面から悶々とした気持ちが伝わってきました。本来であれば右から左に受け流すのが一般的だと思います（古いですね）。しかし、病棟勤務の経験がある私は真剣にこの質問に向き合うべきだと思いました。

Q35で紹介した通り、自慰行為はリラックス目的に推奨されていますが、必ず守らなければならない鉄則があります。それは「人に見せてはいけない」ということです。

ちなみに、この男性は4人部屋の窓際の位置にベッドがあるということでした。このような大部屋の場合、カーテンさえ閉まっていれば、他者から見られる心配はありません。「じゃあ、安心して自慰行為に没頭できる」と思われるかもしれませんが、実は看護師に見られてしまうことがあります。

入院したことがある方はご存じかと思いますが、看護師は夜中に懐中電灯を持って各部屋を巡回します。この時、看護師は患者さんを起こさないように気づかれないような工夫をします。

ちなみに、私は忍び歩きが得意でした。まだ眠っていない患者さんに「うわぁ！　いつの間に」と何度か驚かれたことがあります（前世はくノ一だと思っています）。もし、巡回中に患者さんが自慰行為に熱中していたら、「そーっと入った」看護師が見てしまうことになります。これはいけませんよね。

そこで、おすすめしたいのが、看護師の巡回後すぐに自慰行為を行うということです。

ちなみに、巡回の頻度は2時間に1回が一般的です（手術後や認知症で転倒リスクが高い場合は1時間に何度も訪室）。どうでしょうか？　意外に自慰行為のタイミングがないと思われたのではないかと思います。

この回答をショート動画としてYouTubeチャンネルにアップしたところ、なんと650万回再生を超える反響を頂きました。入院中の自慰行為に悩んでいる男性がこんなにもいたのかと思い、ビックリしました。男性のニーズに応えられたことへの喜びの反面、不謹慎だととらえられているのではないかと思い、正直怖くなりました。

しかし、そんな思いとは裏腹に、「今入院している友人にシェアしたよ」「来週入院するから教えてくれてありがとう！」などといったポジティブな反応の数々に私は拍子抜けしてしまいました。

ちなみに病室で自慰行為をする際の注意事項が1点あります。過去に手術で入院した男性から「心電図をつけた状態で自慰行為に励んだら、心電図が乱れ、看護師が駆けつけた」という報告がありました。みなさんくれぐれもお気をつけくださいませ。

第5章

ED編

Q 41

勃起しなくなり、EDではないかと心配です。男の賞味期限切れでしょうか？

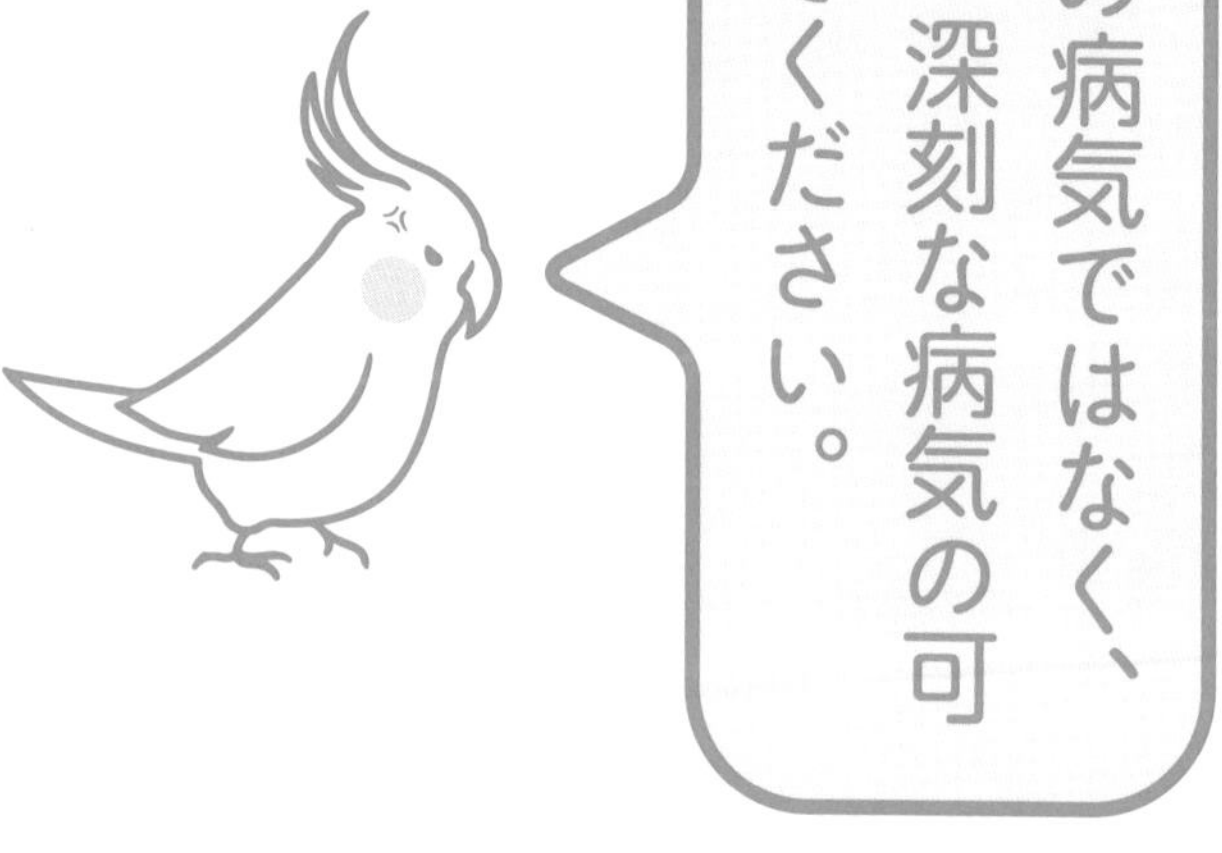
EDは中高年男性だけの病気ではなく、若年層でも発症します。深刻な病気の可能性もあるので注意してください。

中高年男性のみなさんは「若い頃はあんなにギンギンだったのに……」「朝勃ちで目が覚めたのに……」など、遠い目をしながら、勃起力の低下に関する悩みを打ち明けてくださいます。その一方で、21歳の男性から「EDになった」と相談を受けたこともあります。この男性は「自慰行為をしようにも一向に勃起せず冷や汗をかいた」とのことでした。このように勃起力が低下するEDは年齢に関係なく発症します。実はEDは複雑な要因が絡み合って発症することをご存じでしょうか？

EDは「満足な性行為を行うのに十分な勃起が得られないか、または維持できない状態が持続または再発すること[86]」と定義されています。EDになると全く勃起できないことをイメージしますが、時々勃起できない軽度のものから、ほとんど勃起できない重度のものまで症状はさまざまです。なお、自慰行為はできるものの、性行為では勃起しない症状もEDに該当します。

EDの有病者数調査（図25[87]）から見た推計によると、「性行為の際に支障が出る可能性がある中等度ED以上の成人男性の割合は、約31・4％（中等度ED：24・2％、完全ED：7・2％）」という報告がありました。また、別の研究では「70代の71%が中等度ないし完全EDである[88]」ことが分かりました。ちなみに、「30歳から79歳における ED有病者数は軽度約1380万人、中等度約870万人、完全約260万人[87]」と報告されており、EDは決して中高年特有の疾患ではなく、国民病といっても過言ではありません。

まず、代表的なEDとしては、高齢者に多い「器質性ED」（表11）があります。これは主に血管や神経の障害

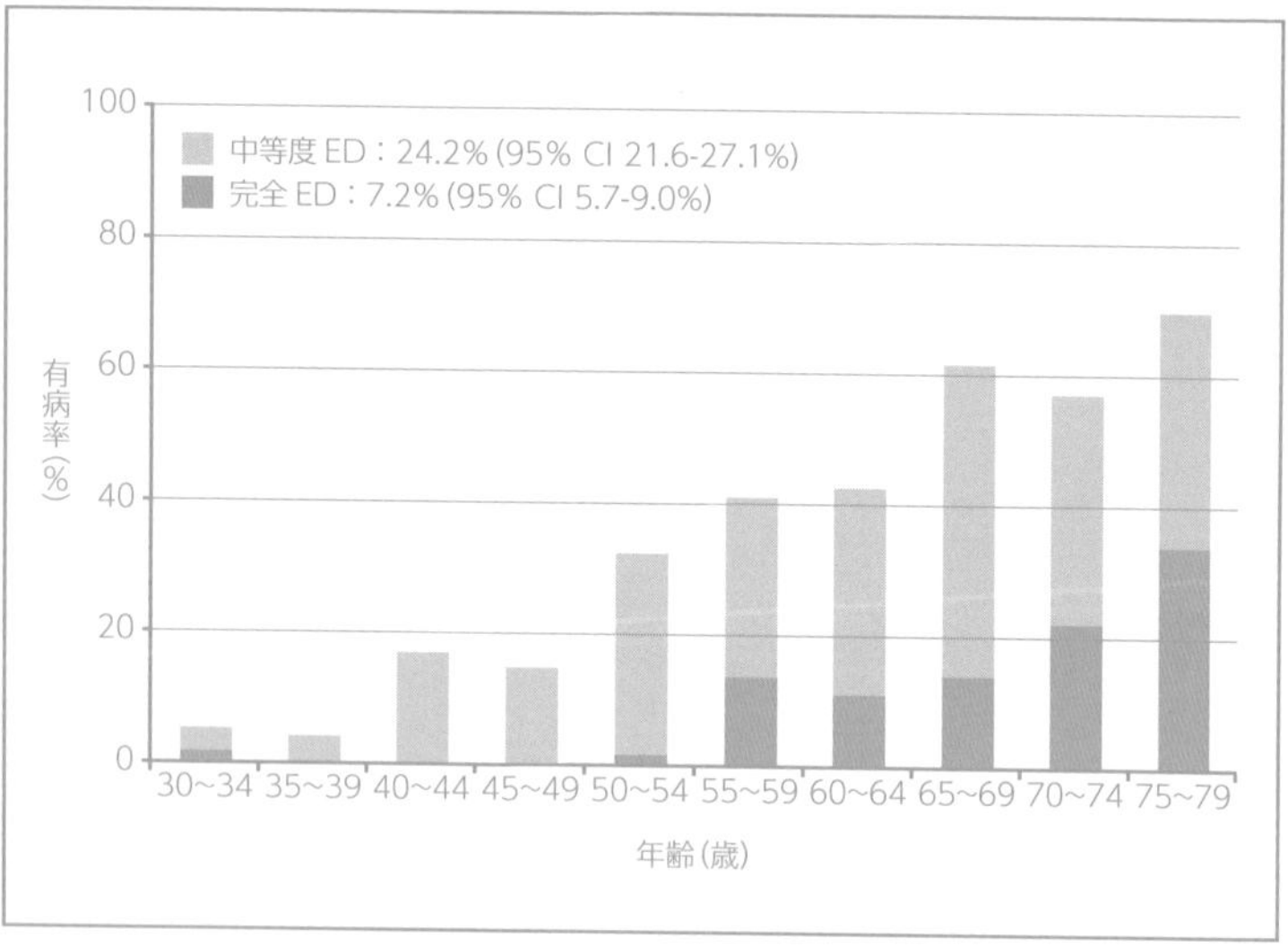

図25　日本におけるED有病率（全国推計、 医学のあゆみ 2002;201(6):397-400より引用）

によって起こるEDです。このタイプは加齢によって生じることもありますが、動脈硬化が原因の場合はとくに注意が必要です。なぜなら、陰茎に血液を送る陰茎動脈の血管はとても細く、動脈硬化を起こすと、勃起を生じさせる陰茎海綿体に十分な血液が流れ込まなくなってしまうからです。ちなみに、「心不全患者の約60～70％に勃起障害があった[89]」という報告もあります。心不全の主な原因は動脈硬化なので、気になる方は塩分の摂取を控えたり、生活を見直してみたりするとよいでしょう。

一方、若年層に多いのが「心因性ED」(表11)です。このタイプのEDは精神的なストレスによって、性的な刺激が陰茎に

表11　EDの種類

EDの種類	EDの原因
器質性ED	高血圧、糖尿病、動脈硬化、脳腫瘍など
心因性ED	ストレス、プレッシャー、精神疾患など
混合型ED	器質性と心因性の原因が合わさったもの
薬剤性ED	循環器系や消化管に作用する薬などの副作用

うまく伝達されないことが原因で生じ、20代、30代でも発症することがあります。心因性EDの原因はさまざまで、うつや不安障害といった精神疾患をはじめ、性行為のトラウマ、パートナーとの関係性の悪化などがあります。通常泌尿器科では、ED治療薬（Q46）が処方されますが、改善が見込めない場合は、精神科への通院が必要なこともあります。

また、器質性EDと心因性EDが組み合わさった「混合型ED」（表11）を発症する場合もあります。このEDは複数の診療科の受診が必要な可能性があります。なお、向精神薬や降圧剤、高脂血症治療薬などを長期にわたって服用すると、「薬剤性ED」（表11）になることもあります。泌尿器科に通院する際は、服薬中の薬を医師に必ず知らせましょう。

このように、EDと一口に言っても症状が深刻な場合や複雑な要因が絡み合っていることがあり、その分治療が難しくなることも少なくありません。したがって、EDを改善するには早期発見が鍵を握っています。Q19で紹介した「勃起の硬さスケール」を参考に、気になることがあれば、すぐに泌尿器科に相談してみましょう。EDの種類を解説しましたが、みなさんはEDとインポテンツの違いがあることをご存じでしょうか？　これについて見ていきます。

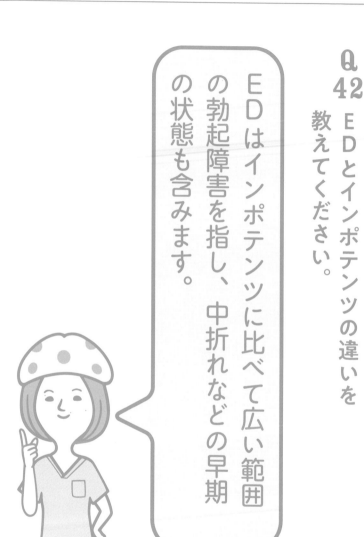

Q 42

EDとインポテンツの違いを教えてください。

EDはインポテンツに比べて広い範囲の勃起障害を指し、中折れなどの早期の状態も含みます。

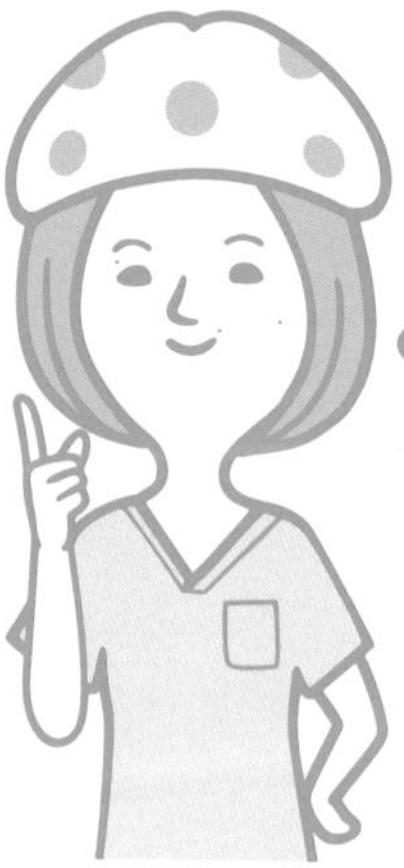

EDとインポテンツの違いについてアンケートを取ったところ、「約9割の方が知らない[*20]」と回答しました。コメントを見ても「意味は同じ」という回答が多かったです。このように、男性のみなさんは、どちらもほぼ同義語のようにとらえていることが分かります（ちなみに小学生が「インポ」と絶叫しているのを聞いたことがあります）。しかし、実は厳密には、それぞれが異なった意味を持っています。では、どのような定義があるのでしょうか？

Q41で紹介した通り、EDとは「満足な性行為を行うのに十分な勃起が得られないか、または維持できない状態が持続または再発すること[8]」を指します。一方、インポテンツはドイツ語で「性的不能」を意味します。しかし、インポテンツには「男性機能を完全に喪失する」という意味があり、差別的なことから、使用されなくなりました。ちなみに、EDはインポテンツに比べて広い意味での勃起障害を指し、中折れなどの早期の状態も含まれます。現在は勃起障害の名称はEDが一般的ですが、生活習慣や治療によって改善することが可能です。EDが広い範囲での勃起障害を指すことがお分かりになったでしょうか？

さらに広義のEDについても解説したいと思います。

Q 43 半勃起で満足な性行為ができません。どうすればいいでしょうか？

半勃起の多くが誤った自慰行為が原因です。放置しておくとEDの症状が進行する可能性があります。

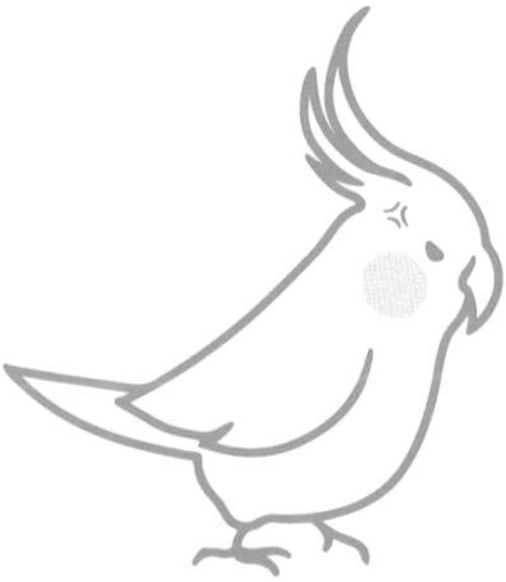

「自分がまさにそう！」「そんな言葉があるんだ！」など、大きな反響があったのが、半勃起に関する動画です。半勃起の悩みを聞くと、「54歳男性。無理やり絶頂感を味わう感じ」「61歳男性。自慰行為の際、射精の感覚が通常よりも早く訪れる」などの回答がありました。その一方で、放置している方も少なくありません。では、半勃起はどのような影響をもたらすのでしょうか？

半勃起とは完全に勃起をせずに射精ができる状態を言います。射精には十分な性的な刺激と勃起が必要になりますが、半勃起はどちらが不十分でも射精ができる状態で、EDの一種です。これを放置すると、膣内射精障害や早漏（Q28）などが生じたり、射精に伴う快感が半減するので注意が必要です。

半勃起の原因の一つとして考えられるのが、誤った自慰行為です。自慰行為の際はなるべく包皮を剥いて十分に勃起した状態で行うようにしましょう。とくに、亀頭への刺激が半減する皮オナを習慣的に行うと、勃起が不十分になる可能性があるので控えてください。

半勃起について解説しましたが、性行為中に陰茎が萎える「中折れ」もEDの一種であることをご存じでしょうか？　これについて見ていきましょう。

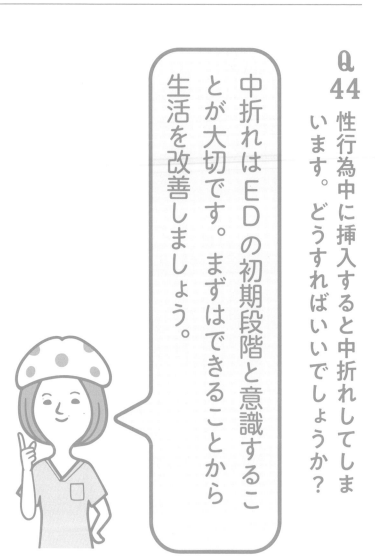

Q 44 性行為中に挿入すると中折れしてしまいます。どうすればいいでしょうか？

中折れはEDの初期段階と意識することが大切です。まずはできることから生活を改善しましょう。

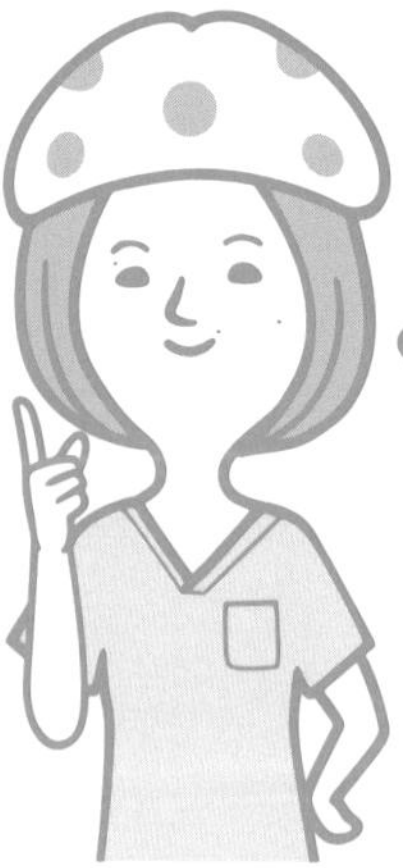

「中折れはEDの一種」と言うと、みなさんはなかなか認めたがりません。公式SNSを通して行ったアンケートでは「8割以上が中折れの経験がある」[*21]と回答がありました。ちなみに、中折れをしたことで心境の変化があったか尋ねてみると、「8割以上の方があった」[*22]と回答しました。お分かりかとは思いますが、もちろんポジティブな変化ではございません。具体的には、「61歳男性。男性としての自信をなくした」「50歳男性。欠陥を抱えているような気持ちになった」「59歳男性。性行為が怖くなり、自慰行為中心になった」など、男性のリアルボイスを聞くと涙がこぼれ落ちそうでした。このように中高年男性にとって中折れは珍しい症状ではありませんが、EDという認識も乏しいため、症状が進行してしまうことも少なくありません。

ちなみに、中折れした原因について尋ねたところ、最も多かったのが疲労やストレスです。つまり、中折れした方の多くがご自分のコンディション不足が原因だと考えていることが分かりました。さらに、みなさんに中折れした当時のことを尋ねてみると「46歳男性。仕事で疲れがMAXだった」「48歳男性。転職したばかりでストレスが多かった」などの回答がありました。また、中折れは精神的な不調が原因のこともあります。Q41で紹介した通り、EDにはさまざまな原因がありますが、とくに中折れの場合は、パートナーへの配慮からますます症状が悪化してしまうことがあります。では、実際のところ女性はEDに対してどのように思っているのでしょうか？

EDに関する大規模調査では、「女性の約7割が中折れに不満を感じている」（図26[90]）というデータがあります。さらに別の調査では「男性のEDが原因で約1割の女性が不倫や浮気をした」[91]という驚愕のデータもあります。つまり、中折れは家庭やパートナーと

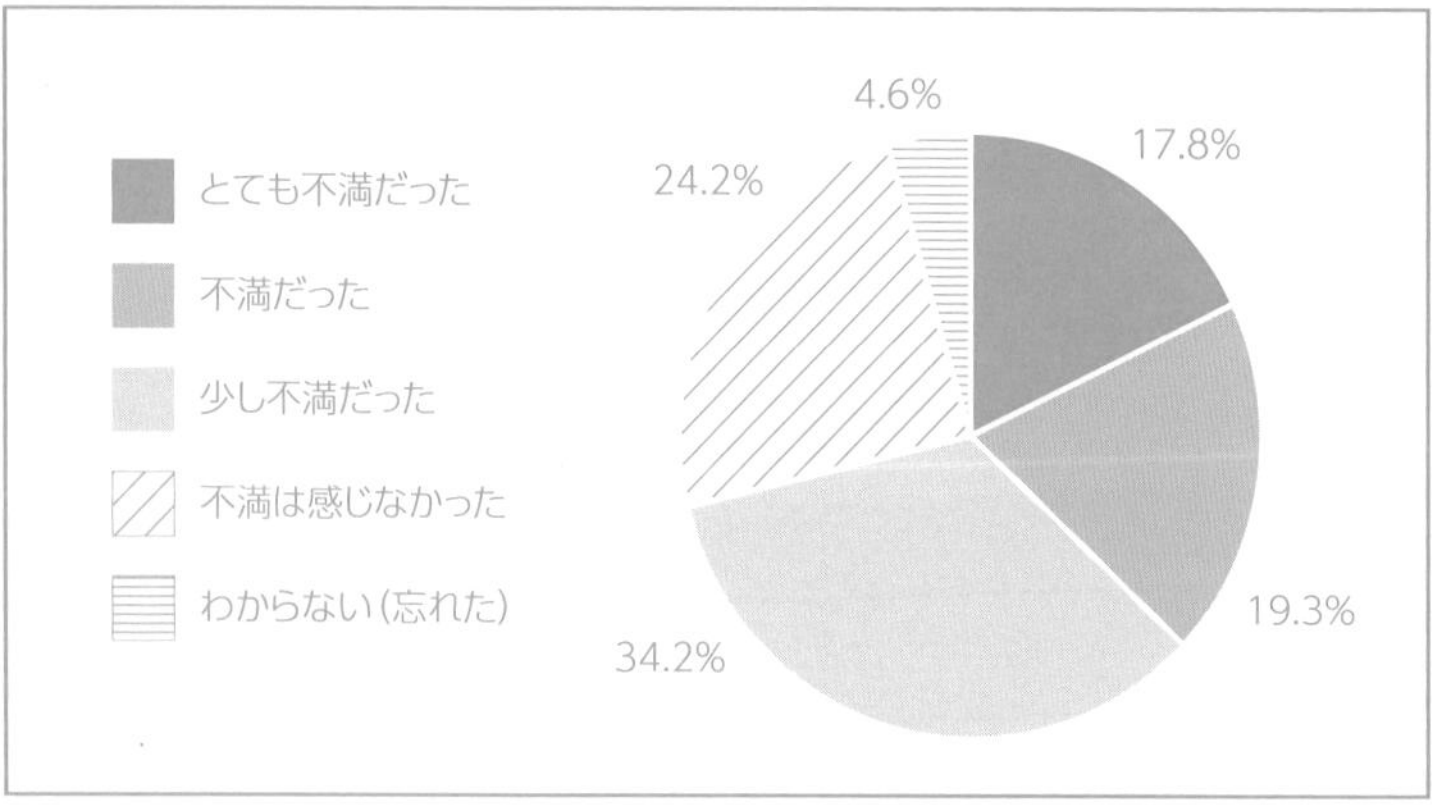

図26　中折れに対する不満についての調査（浜松町第一クリニックWebサイトより引用）

の不和をもたらす火種といっても過言ではありません。

でも、安心してください。中折れはEDの初期段階ととらえることができます。つまり、積極的な生活習慣をすれば、改善が可能です。具体的な対策（表12）を紹介します。

まず食事ですが、Q9で紹介した通り、テストステロンを上げるためにも肉類などの動物性たんぱく質を摂取することは大切です。一方、精製した砂糖を含む食べものはテストステロンを下げるのでおすすめできません（Q10）。

ちなみに、塩分や脂肪が多く含まれたカップラーメンなどの加工食品やハン

表12　ED改善の方法

EDを改善する方法	ポイント
食事（Q9、Q10）	肉などの動物性たんぱく質、亜鉛を多く含む食べものなど。ただし糖分には注意
睡眠（Q14）	7〜8時間の睡眠をとる
運動（Q15）	HIIT、スクワットなどの筋トレなど。ただし、過度な持久走には注意

バーガーに代表されるファストフードも動脈硬化のリスクを高め、勃起力を下げるので注意してください。

運動については、スクワットなどの筋力トレーニングやHIITなどの運動が効果的です（Q15）。そして、男性機能をメンテナンスするためにも、7～8時間は睡眠を確保するようにしましょう（Q14）。半勃起（Q43）と同様に、中折れはEDという認識が乏しいので、放置してしまいがちです。本書で紹介した生活習慣の改善をしても中折れが多発してしまう場合は、深刻な病気が潜んでいる可能性もあるので、一度泌尿器科に相談することをおすすめします。

ちなみに、中折れ時の緊急対策について聞いたところ、「51歳男性。前戯や後戯の時間を長めにとり、パートナーに不満を感じさせないようにしている」「60歳男性。意識を天に集中させている」など、涙ぐましい努力の数々が寄せられています。中折れの具体的な対策について紹介しましたが、「奥様やパートナーとの性行為では射精できなくなった」という声も寄せられます。これについて見ていきましょう。

Q 45

妻との性行為で萎えてしまいます。どうすればいいでしょうか？

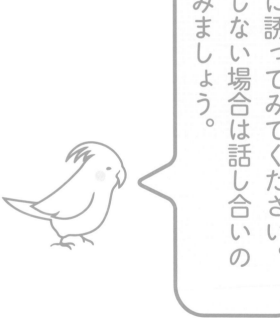

奥様をデートに誘ってみてください。
それでも改善しない場合は話し合いの機会を持ってみましょう。

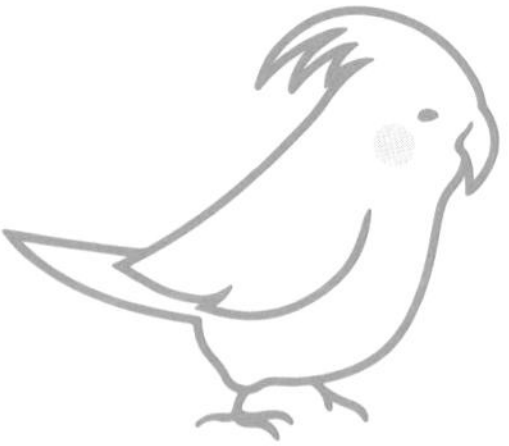

日本の婚姻関係にあるカップルを対象にした調査では、「夫婦の約半数がセックスレスである」[92]ことが分かりました。ちなみに、セックスレスで悩むみなさんからは「53歳男性。20年来のセックスレスです。妻との関係性がよくなく罵声を浴びせられ続けています」「59歳男性。ストレスによるうつ状態で15年間セックスレスです」などといった深刻なコメントが多数寄せられています。

昨今わが国でも少子化対策が叫ばれていますが、２０２２年の出生率（図27[93]）を見ると、「初の80万人割れ」と過去最低を更新しました。また、夫婦間の性行為の頻度の年代別データ（図28[94]、２０１２年）では、「この1年間全くセックスをしていない男性の割合は、40代で59％、50代で86％まで上昇する」[94]ことが分かっています。このように夫婦間のセックスレスは、国家存亡の危機につながると言っても過言ではありません。では、夫婦間のセックスレスにはどのような原因があるのでしょうか？

最近では、奥様との性行為だけでＥＤになることを「妻だけＥＤ」と言います。ちなみに、妻だけＥＤの解説動画をアップしたところ、「子どもを産んでから異性として見れなくなった」といった相談が寄せられるようになりました。なお、

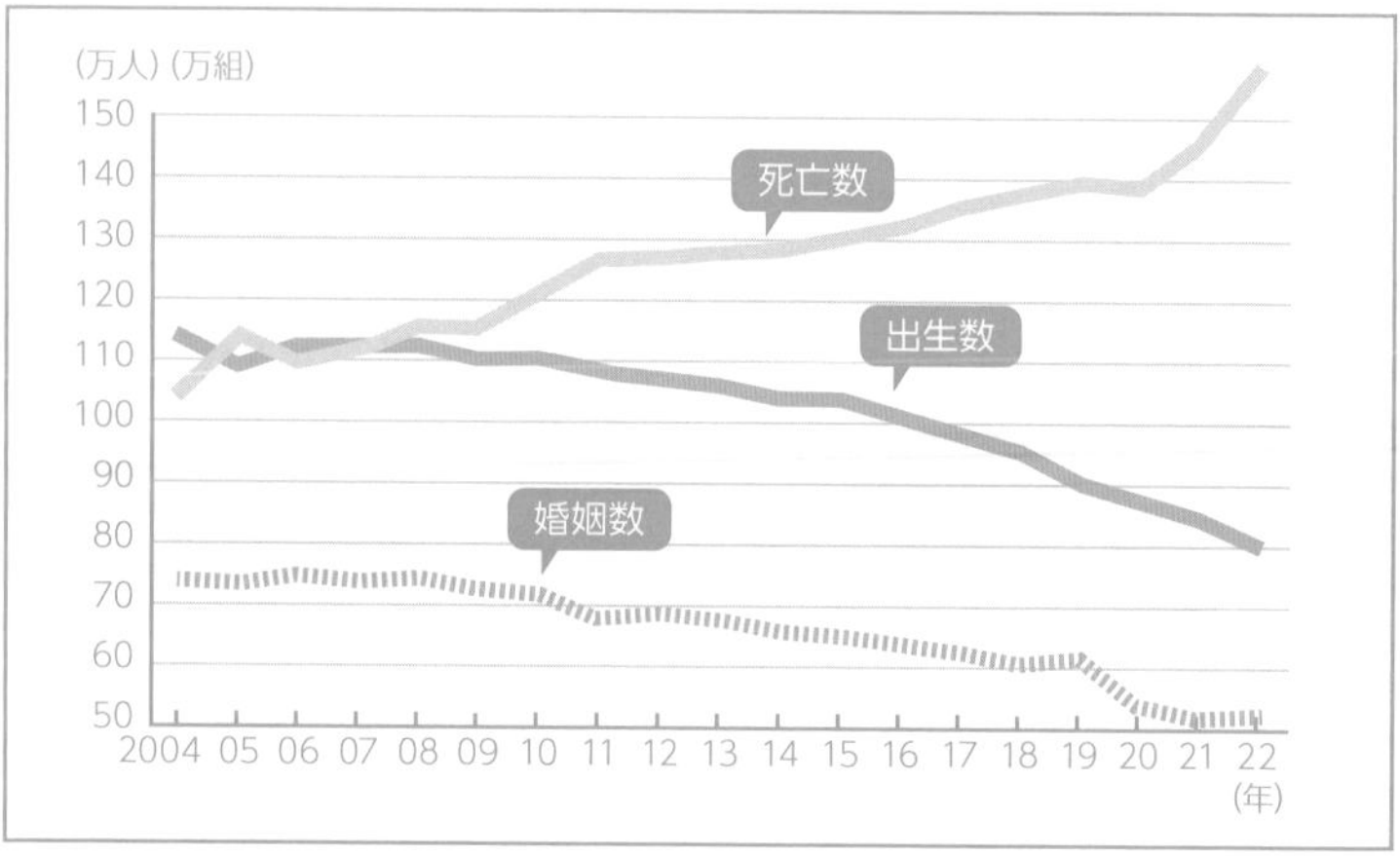

図27　日本の人口の推移と婚姻数（nippon.com Webサイトを参考に作図）

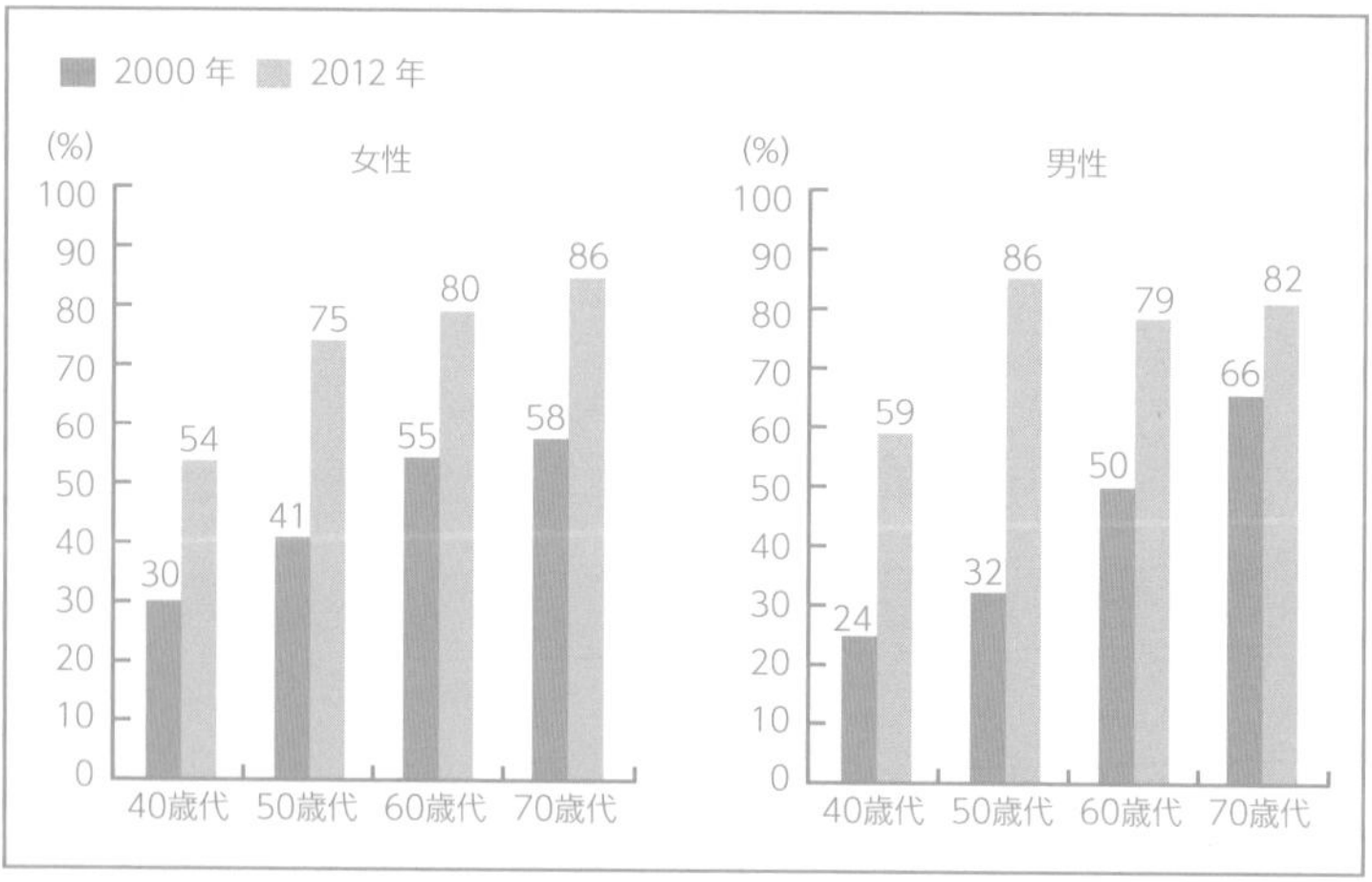

図28　夫婦間のセックスレスの割合（セックスレス時代の中高年「性」白書より引用）

妻だけＥＤの代表的な原因の一つに、女性の加齢に伴う体形や外見の変化があります（男性にもあるじゃんと声を大にして言いたいです……）。ちなみに、「男性は視覚優位の生きもの」[95]と言われており、研究でも「過去12ヵ月間で肥満女性がパートナーと性交渉を持った回数は標準体重の女性に比べて少なかった」[96]ことが分かっています。

一方、奥様が女性として魅力的だとしても、性行為に変化がなければ、マンネリ化し、妻だけＥＤになってしまうことがあります。ちなみに、「男性は一度性行為をした女性に対し、次第に欲情しなくなる」[97]ことも分かっています。これを「クーリッジ効果」と言います。アダルト動画の世界を見てみても、若くて巨乳といった男性が好む代表的な女性はもちろんのこと、熟女、高身長、制服フェチ、動物の擬人化など、男性の性の多様性には驚かされます。また、最近ではなんとＡＩの技術を駆使して、自分好みの女性を描き起こしてもらうハイテク技術を取り入れている男性もいます。ちなみに、「オンラインポルノ女優は映像を配信した最初の1週間でほとんどの稼ぎを得る」[73]と言われており、男性は常に女性に新鮮さを求めていることが分かります。このように、男性は誰もが妻だけＥＤになる可能性があることがお分かり頂けると思います。

では、この男性の悲しい性《さが》を改善するにはどうしたらよいのでしょうか？

まず、男性のみなさんにおすすめしたいのが、奥様と自宅外でデートすることです。いつもは行かないような予約が必要なレストランなどを選ぶとよいでしょう。その時はぜひ襟のあるシャツを着てちょっとおしゃれをしてみてくださいね。また、ショッピングに一緒に行くのもよいでしょう。研究でも「ショッピングは共同作業になり、夫婦関係の満足度が上がる[98]」ことが分かっています。このように、改めて旦那さんにデートに誘われたら、きっとうれしいはずです。夫婦関係が新鮮になり、性行為のマンネリ化も防げるのでおすすめです。

一方、妻だけＥＤは精神的なストレスが原因のことがあります。その場合は奥様に妻だけＥＤであることを伝え、徹底的に話し合うことも重要です。研究でも「話し合いやコミュニケーションが多いカップルは結婚生活満足度が高い[99]」ことが分かっています。性について話し合う機会がないカップルは多いとは思いますが、男女の性的嗜好などを知ることは、夫婦円満の秘訣になります。

そうした際にぜひ話し合ってほしいのが、性行為の際にコスチュームを取り入れるということです。妊活中の36歳男性から「勃起はするけど数ヵ月間腟内射精ができない」という相談がありました。その方に「奥様にコスプレもしてもらったらどうか」と提案をしたところ、スクール水着を着用してもらったそうです（図29）。すると、相談者の方は奥様の姿に大興奮！　なんと射精できるようになり、奥様は泣いて喜んだということがありました。そして、なんとその2ヵ月後には「妻が妊娠しました」とうれしい報告もありました。

ここまでさまざまなタイプのＥＤの原因や対策について見てきました。それでもＥＤの症状が改善しない場合は泌尿器科に通院することになります。そこで、治療として最も一般的なＥＤ治療薬の安全性や注意点について解説します。

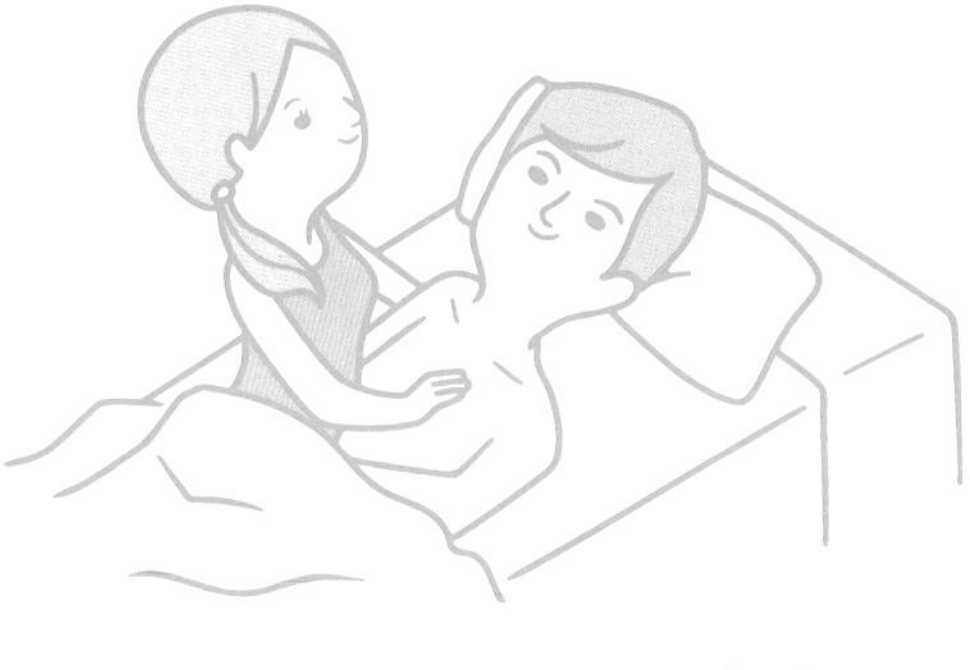

図29　奥さんにコスプレをしてもらった亀田さん

Q46 ＥＤになったらバイアグラなどのＥＤ治療薬を飲んでもよいのでしょうか？

バイアグラなどのＥＤ治療薬は使用上の注意を守れば安全です。ただし、必ず医師の指示のもと服用してください。

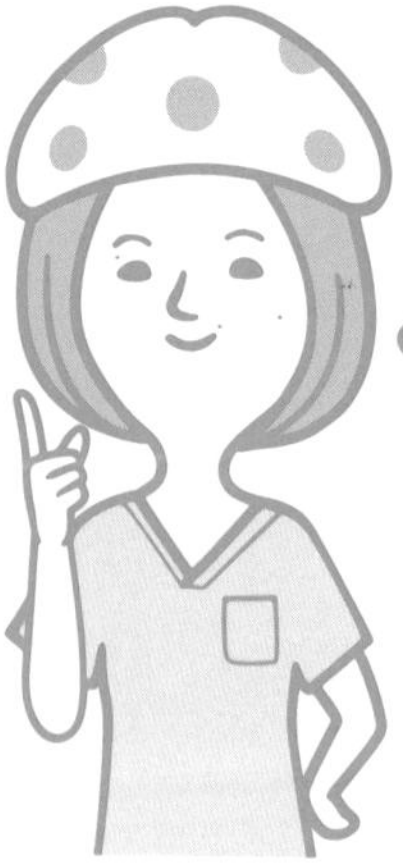

「71歳男性。持病があるけど、バイアグラを飲んでも大丈夫なの？」といったED治療薬の安全性についての相談をよく受けます。バイアグラの服用は使用上の注意点さえ守れば問題ありません。ただ、持病への影響を心配されるようであれば、まずはご自分の生活習慣の見直しから始めてください。バイアグラに効果があるからと言って、持病が悪化するようでは本末転倒です。なお、基本的にバイアグラなどのED治療薬は安全な薬ですが、どんな薬にも一定の副作用が必ずあります。そこで、服用時の注意点などを解説します。

バイアグラのイメージをアンケートしたところ、「性欲が上がる薬」「勃起する薬」などの回答が寄せられましたが、これらはすべて誤解です。バイアグラは性的興奮がある時にのみ使用し、血管を拡張し、血流をよくすることで勃起を促します。なお、バイアグラ（表13）[100]の剤形は、25㎎と50㎎があり、必ず性行為（自慰行為）の1時間前に服用することが推奨されています。なおバイアグラは、「12週間の継続投与でEDが76％改善した」[101]という報告があります。

バイアグラの主な副作用としてはほてりや頭痛、動悸などがありますが、いずれも一時的なものです。服用上の注意点としては、薬効が落ちるので必ず空腹時に飲むようにしましょう。ただし、グレープフルーツジュースでバイアグラを飲むと、薬効が上がり過ぎてしまうので注意してください。その他にも高血圧あるいは低血圧の方などは配慮が必要になります。ちなみに、バイアグラの他にもレビトラ（表13[102]）、シアリス（表13[103]）などのＥＤ治療薬があります。3剤とも顔のほてりなどの副作用がありますが、シアリスはバイアグラやレビトラに比べて顔のほてりなどの副作用が少なく、作用時間も長いのが特徴です。しかし、どの薬が最も効果があるかについては個人差があるため一概には言えないところがあります。

また、ＥＤ治療薬の服用を検討する際に注意して頂きたいのが、必ず医師の処方に従

表13　ED治療薬の種類

薬剤名	バイアグラ	レビトラ	シアリス
用量	25、50mg	5、10、20mg	5、10、20mg
内服のタイミング	性行為1時間前	性行為1時間前	性行為1時間前
投与の間隔	24時間以上	24時間以上	24時間以上
禁忌	心血管系障害を有するなど性行為が不適当、重度の肝機能障害、低血圧（最大血圧90mmHg未満または最小血圧50mmHg未満）、高血圧（安静時収縮期血圧170mmHg以上、または最小血圧が100mmHg以上）など		
副作用	ほてり、頭痛、動悸など		

って服用するということです。バイアグラを使うことへのうしろめたさから通院をためらっている方も多いとは思いますが、42歳男性の方は「バイアグラを1回使ってみて考えが変わった。もっと早く泌尿器科を受診すればよかった」と語ってくれたことがあります。ちなみに、女性側の立場からすると、男性がバイアグラを使うことはうれしいです。これは私だけの感想ではなく、このコメントをくださった方からも「真剣に夫婦生活を考えてくれてありがとう」と奥様から感謝の言葉を言われたという話を聞いたからです。

また最近は薬剤の個人輸入が増えていますが、重大な健康被害が生じた場合には救済対象にはなりません。ちなみに、「偽造シアリスによって重症低血糖が生じた[10]」という報告もあります。みなさん、ED治療薬は必ず病院で処方してもらってください。2022年4月から不妊治療に限りバイアグラとシアリスが保険適用になりました。対象の方は医師に相談してみましょう。

EDのように陰茎の不調があれば、泌尿器科を通院することがあるかもしれませんが、なんとなく不調を感じている場合には放置してしまいがちです。次章ではそうした不調に潜んでいる男性更年期障害について見ていきましょう。

コラム5
今晩のお夜食のおともに厳選オカズレシピ

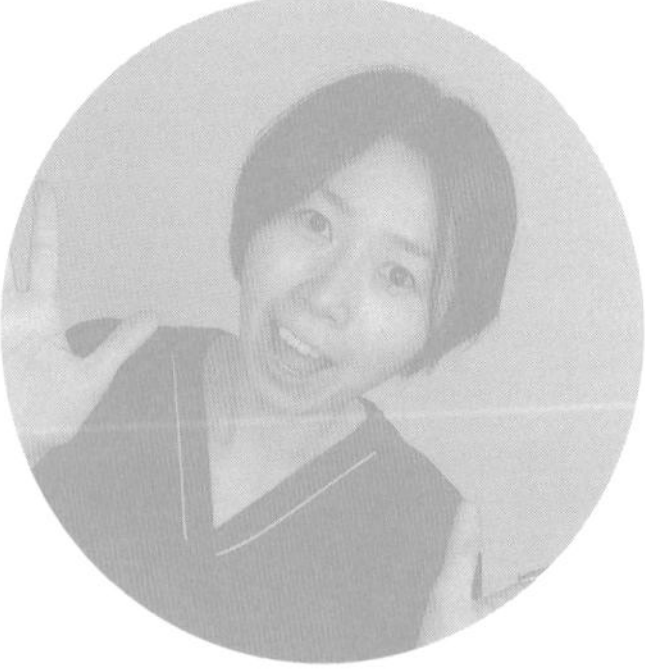

ここからはマッキーの3分クッキングのお時間です。約3年間YouTube配信を行ってきたなかで衝撃を覚えたオカズレシピについてご紹介します。

①身近な素材でつくるメインとサブのオカズ

同じオカズを毎日食べると飽きますよね？　そんな状況を解消するために同時調理の方法を紹介します。まず、メインディッシュは身近な女性です。職場の方、同級生、昔の恋人など、女性の声や表情、服装などを知っているほうが一層おいしく頂けます。とはいえ、メインディッシュばかりが続くと飽きてしまうこともあります。

そこで、サブのオカズを投入します。例えば、看護師ものや客室乗務員ものなどのアダルト動画を用いて刺激的なスパイスをトッピング！　サブのオカズがアクセントを加え、メインディッシュの素材の良さが引き立ちます。

②匠の技が光る和のオカズ

和テイストのオカズは、確立されたジャンルを築いています。着物、浴衣という静止画から「お代官様、あ～れ～」と、着衣がはだける動的描写まで根強いファンがいるようです。

その中でも一番驚いたのはひな人形！　ひな人形は「鑑賞するもの」という私の認識は

誤りだったようです。オカズ職人の手にかかればひな人形さえも上手に調理されるそうな。衝撃が大き過ぎて、その方にコメントをお返しできていないことは言うまでもありません……（「三人官女もいけるのか？」という疑問が頭から離れない今日この頃です）。

③素材を活かしたオカズ

「男性が女性の胸に目がいくのは仕方がない」という動画をアップしたところ、「自分は違う」と猛烈な抗議を受けました。なぜ、胸ではないかというと、残念ながら、産地偽装があるからです。多くの男性は衣服の上の膨らみに夢や希望を抱いています。しかし、ほとんどの場合、その中に実際に詰まっているものに思いを馳せることはありません。

ちなみに、視聴者の方々のお気に入りの素材は、「下処理が十分にされていない脇」「北米産の髪の毛の色」「鹿のように引き締まったお尻」など、さまざま。オカズづくりは、素材が命のようです。

第6章

男性更年期編

Q47 男性更年期障害とは何ですか？

男性の体内のテストステロン濃度の低下が引き起こす諸症状を言います。

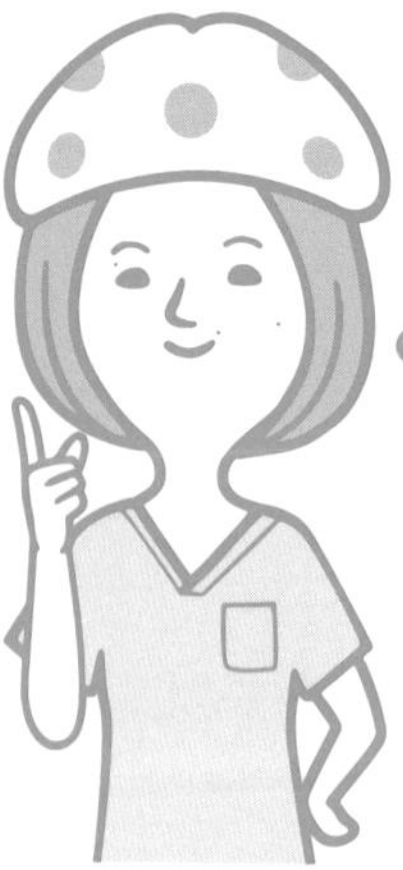

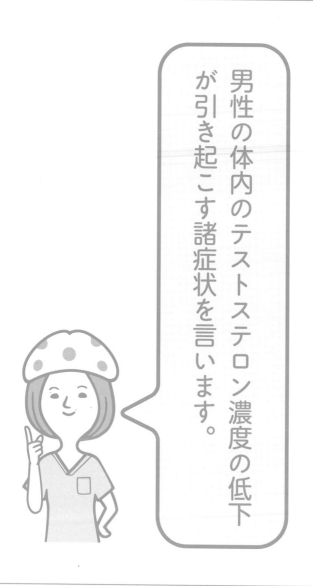

「64歳男性。男性更年期障害の症状はあいまいで分かりにくい」「54歳男性。男性更年期障害はどこに相談に行けばいいのでしょうか？」という相談をよく受けます。ある調査によると、「50代男性の1割ほどが更年期特有の症状を経験している」[05] ことが分かっています。このデータからも男性更年期障害が決して珍しいものではないことがお分かり頂けるのではないでしょうか？　ちなみに、男性更年期障害が対象とする症状について尋ねたところ、ED、うつなどの回答が多くありました。確かに、これらは男性更年期障害の症状の一つではありますが、医療現場ではもっと広い概念としてとらえています。では、男性更年期障害のメカニズムや症状について見ていきましょう。

みなさんは女性の更年期障害について耳にしたことがあるのではないかと思います。女性の更年期障害は女性ホルモンであるエストロゲンが減少する閉経前後の45歳から55歳の10年間に起こり、閉経後は徐々に症状が和らいでいきます。一方、男性の更年期障害はテストステロンが中高年以降緩やかに減少していくことで生じます。ちなみにテストステロンは20歳以降徐々に低下することが分かっています。したがって、テストステロンが減れば、若年層でも男性更年期年期障害を発症する可能性があり、しかもその症状は生涯にわたって続くことさえあるのです。もし、みなさんのお小遣い（テストステロン）が毎年年貢のように勘定奉行から減らされるとしたら（想像するだけでも真っ青になりますね……）、おかみの機嫌を損なわないようにしようと手をモミモミするのではないでしょうか？ ちなみに、男性更年期障害の症状の範囲は広く、身体的なものとしては、ED、性欲低下、フレイル・サルコペニア、肥満などがあり、精神的なものとしては、うつ、睡眠障害などがあります（表14[19]）。

また、テストステロンの減少は糖尿病をはじめとする生活習慣病などと関連することも分かっています。研究でも、「テストステロン濃度が高い人は2型糖尿病のリスクが15％近く低い[106]」ことな

表14　男性更年期障害の症状

身体症状	性欲の低下、ED、発汗、ほてり、肥満、メタボリックシンドローム、フレイル・サルコペニア、骨粗鬆症など
精神症状	知的活動、知識機能、見当識の低下、気分変調、集中力の欠如、睡眠障害、うつ、認知症など

どが報告されています。別の研究では、「テストステロン濃度が高い人ほど全般的な日常生活機能レベルが高く、死亡リスクも低かった」[21]ことも分かっており、テストステロンは男性の健康を維持するために必須の要素だと言えるでしょう。もし、これらの症状に該当するようであれば、一度泌尿器科に相談することをおすすめします。男性更年期障害は、食事や運動などの生活習慣を見直すことで症状が改善することが多いですが、テストステロン濃度が非常に低い場合は、テストステロンを注射する補充療法が行われることもあります。

このように男性更年期障害の症状は多岐にわたることから、自分ではなかなか気づくことはできません。そこで、泌尿器科受診の目安となるチェックリストを紹介したいと思います。

Q48 男性更年期障害をチェックするにはどうしたらいいですか？

男性更年期障害は簡単にセルフチェックすることができます。

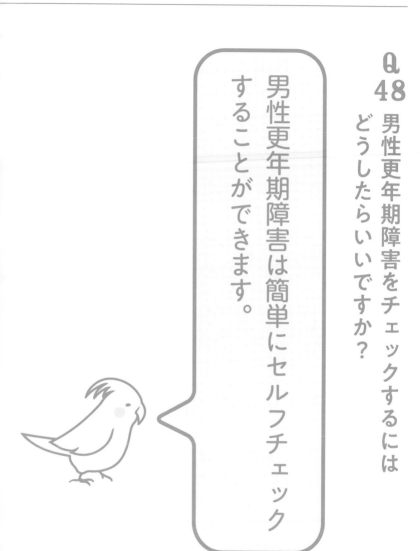

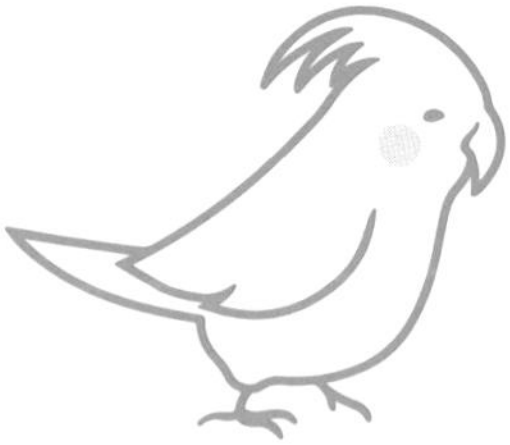

「57歳男性。体調不良の原因が分からず、後に男性更年期障害だと分かった」「50歳男性。男性更年期障害ではないかと思うことがあるが、なかなか確信できない」など、コメントを見ると、泌尿器科受診のタイミングを判断するのがなかなか難しいことが分かります。こうしたコメントを見るたびに、私はみなさんが泌尿器科に相談し、健康になるせっかくのチャンスを逃してしまっているのではないかと残念な気持ちになります。

そこで、泌尿器科を受診する際の目安としてみなさんに紹介しているのが、AMS（Aging Male Symptoms）スコア（表15[19]）です。では、実際にどのようにチェックするのかについて見ていきましょう。

AMSスコアはドイツで開発された国際標準として使用されている男性更年期障害の指標です。17項目の質問に回答し、症状がない場合を1点、非常に重い場合を5点に換算し、5段階の重症度で評価します。なお、27～36点は軽度、37点～49点は中等度、50点以上の場合は重度の男性更年期障害の可能性があると判定されます。17～26点の場合は男性更年期障害ではない可能性が高いですが、AMSスコアだけで自己判断するのは危険なので、少しでも気にな

8.不安感 （パニック状態になる）					
9.からだの疲労や行動力の減退 （全般的な行動力の低下、活動の減少、余暇活動に興味がない、達成感がない、自分をせかせないと何もしない）					
10.筋力の低下					
11.憂うつな気分 （落ち込み、悲しみ、涙もろい、意欲がわかない、気分のむら、無用感）					
12.「絶頂期は過ぎた」と感じる					
13.力尽きた、どん底にいると感じる					
14.ひげの伸びが遅くなった					
15 性的能力の衰え					
16.早朝勃起（朝立ち）の回数の減少					
17.性欲の低下 （セックスが楽しくない、性交の欲求がおきない）					

表15　AMSスコア（LOH症候群〈加齢男性・性腺機能低下症〉診療の手引きより引用）

評価	なし	軽い	中等度	重い	非常に重い
点数	1	2	3	4	5
1.総合的に調子が思わしくない（健康状態、本人自身の感じ方）					
2.関節や筋肉の痛み（腰痛、関節痛、手足の痛み、背中の痛み）					
3.ひどい発汗（思いがけず突然汗が出る。緊張や運動とは関係なくほてる）					
4.睡眠の悩み（寝つきが悪い、ぐっすり眠れない、寝起きが早く疲れがとれない、浅い睡眠、眠れない）					
5.よく眠くなる、しばしば疲れを感じる					
6.いらいらする（当たり散らす、些細なことにすぐ腹を立てる、不機嫌になる）					
7.神経質になった（緊張しやすい、精神的に落ち着かない、じっとしていられない）					

表16　もしかしたら更年期障害？　セルフチェック
（日本メンズヘルス医学会Webサイト．メンズヘルスコラムより引用）

症状
1.性欲が低下した
2.元気がない
3.体力が低下した
4.身長が低くなった
5.毎日の楽しみが少ない
6.もの悲しい・怒りっぽい
7.勃起力が弱くなった
8.運動能力が低下した
9.夕食後にうたた寝をする
10.仕事がうまくいかない

ることがあれば泌尿器科に相談しましょう。

ちなみに、AMSスコアの質問項目は多く、もっと簡単に男性更年期障害をチェックできないか、という声も頂きます。そこで紹介したいのが、堀江重郎先生（日本メンズヘルス医学会理事長）作成の「もしかしたら更年期障害？セルフチェック」（表16[103]）です。

10項目の質問のうち、「1.性欲が低下した」「7.勃起力が弱くなった」の両方に該当する、もしくは10項目のうち3つ以上に該当する場合は、男性更年期障害の可能性があると考えられます。結果はどうだったでしょうか？

男性更年期障害に該当しなかった場合でも、いつ発症してもおかしくないのがこの病気の厄介なところです。そこで、男性更年期障害を予防する方法を紹介したいと思います。

Q49 男性更年期障害を予防する方法を教えてください。

仕事やスポーツなどで周囲から評価されるように努めてください。お気に入りの「居場所」を見つけるのもよいでしょう。

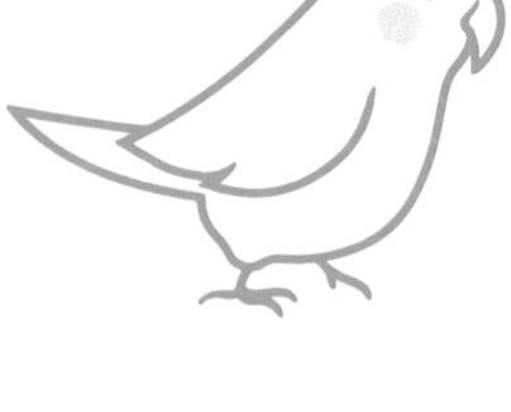

「54歳男性。娘のためにも健康でい続けたい」「57歳男性。結婚を考えている女性のためにも性生活をがんばりたい」など、意外にも周囲の人のために健康でいたいというコメントが多くてとても驚きました。これらのコメントを見て私はメンズヘルスを意識することは、家族をはじめとする身の回りの人々を幸せにするのではないかと確信しました。そこで、みなさんに幸せな人生を送って頂くためのヒントになる男性更年期障害を予防する方法を紹介します。

男性更年期障害の原因はテストステロン濃度の低下です。したがって、男性更年期障害を予防するには本書の食事・生活編で紹介したことを実践することが重要です。でも、こう言うと、「はいはい。規則正しい生活習慣ね……」という冷めた声が聞こえてきそうです。みなさんのコメントを見ても「46歳男性。生活習慣を変えようと思ってもできない」など、現実はなかなか難しいようです。でも、「お辛いですよね……」などと傷を舐め合っていても始まりません。

実は私は逃げ腰になっている男性方に「YES」と言ってもらえるよう、YouTube動画などでは「行動心理学」の手法を取り入れています。例えば、私が毎日動画をアップしているのは「ザイアンス効果」(単純接触効果)を狙っているためです。これはアメリカの心理学者ロバート・ザイアンスが提唱した「何度も見たり、聞いたりしているうちに、次第によい感情が起こるようになってくる」[109]という法則です。

その他にも看護師時代には患者さんの行動を変えたこんなエピソードがありました。呼吸器外来を担当していた先輩看護師は、ヘビースモーカーの患者さんにどうやったらタバコを止めてもらえるか、常に試行錯誤していたそうです。タバコの直接的な害を伝えても患者さんは聞く耳を持とうとしません。そこで、「今は医療が発達しているので、がんになってもすぐに死なないよ。介護が必要になった時に家族は面倒を見てくれるの？」と家族への影響を想像させる指導を行うことにしました。すると、患者さんはあんなに止めなかったタバコをすぐに止めたとか……。やはり、健康は自分のためだけのものではなく、家族やパートナーのためにもなるという視点がなければ、継続するのは難しいのだと思います。そこで、時間がないみなさんのために職場や仕事帰りに実践できるおすすめのテストステロンの増やし方を紹介したいと思います。

実は、テストステロンは競争心理に関係することが分かっています。研究でも、「競争の勝者は敗者に比べてテストステロン濃度が高かった」[*10]ことが報告されています。また別の研究では、「社会的行動やその結果がテストステロンに影響を与える」[*11]ことも分かっています。つまり、仕事やスポーツ、芸術などによって周囲の評価を得て自分のポジションをつくることが体内のテストステロン濃度の上昇につながるのです。このように仕事や趣味に打ち込むだけでもテストステロンを上げることはできるのです。

また、職場で自分の定位置を確保するのもおすすめです。アンケート上でも「9割近くの方が自分の席で仕事をするとはかどる」[*23]と回答しました。研究でも「縄張りをつくることでテストステロンが上昇する」[*12]ことが分かっています。したがって、帰宅の際に立ち寄れるお忍びの飲食店を見つけてみるのもよいでしょう。ちなみに「女性の気を引こうとするとテストステロンを高める」ので、懐ぐあいと奥様やパートナーが許す範囲内でお姉さんがお酌をしてくれるお店に行ってみるのもよいかもしれません。もし、許しが得られない場合は、私のYouTubeチャンネルを訪れ、チャット上で話し掛けてみてください。なるべくすぐに反応するようにしています。

Q 50 男性更年期障害かもと思ったらどんな病院に行けばよいのでしょうか？

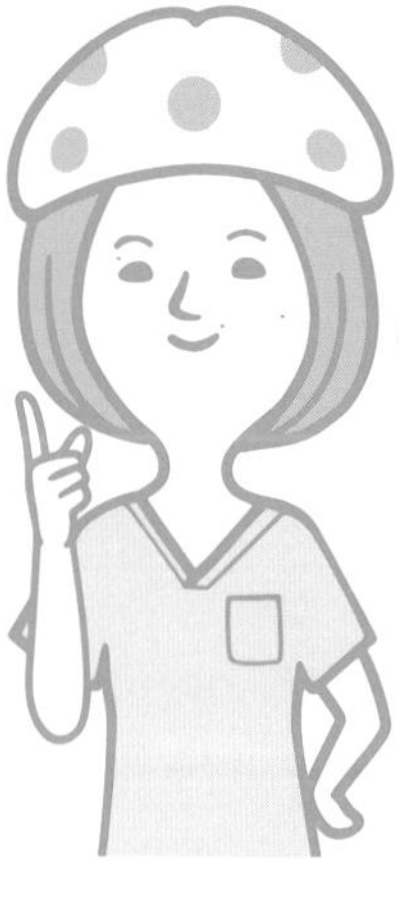

まずは泌尿器科専門医を探してみてください。お住まいの近くにいない場合はかかりつけ医に相談しましょう。

「59歳男性。ＥＤの原因が糖尿病なのか、男性更年期障害なのか分からない」「46歳男性。近くに泌尿器科がない」などの質問を見ると、みなさんが病院選びに迷われていることが分かります。ちなみに泌尿器科は決して珍しい診療科ではありませんが、内科や整形外科などのように必ずしもどの場所にもあるというわけではありません。調査によると「診療所の診療科目は内科が約64％を占め、泌尿器科は約４％だった」[114]ことも分かっています。「泌尿器科って意外と少ないんだ」と思われたのではないでしょうか？ そこで、男性更年期障害かもしれない時におすすめしたい病院について紹介します。

男性更年期障害の可能性があると思った時に、まず受診を検討して頂きたいのが、泌尿器科専門医がいる病院です。泌尿器科専門医は、日本泌尿器科学会で定められた研修カリキュラムに基づいて４年間以上の専門医研修を受け、資格試験に合格したまさに泌尿器科のスペシャリストです。もちろん、男性更年期障害についても豊富な知見や臨床経験に基づき、診察してくれるはずです。

泌尿器科の専門医を探す際に役立つのが、日本医師会の地域医療情報システム（https://jmap.jp/facilities/sea）です。このシステムでお住まいの都道府県と診療科を入力すると、お近くの病院名や住所などを検索することができます（泌尿器科の選択肢はないので、検索欄に入力してください）。さらに、病院のホームページを検索し、医師の経歴欄を確認すれば、泌尿器科専門医かどうかも分かります。なお、お近くの病院に泌尿器科専門医がいない場合は、常勤医師数を参考にしましょう。「慣れない診療科に初めて行く時に気になること」に関するアンケートでも「一番多かったのは待ち時間」[*24]でした。常勤医師数が多いほど病院での待ち時間が短縮されるはずなのでチェックしてみてください。

とはいえ、みなさんがお住まいの街に泌尿器科が必ずしもあるとは限りません。そこで、おすすめしたいのがかかりつけ医に相談することです。かかりつけ医は普段のあなたの健康状態をきちんと理解したうえで、客観的に対策を考えてくれます。一人で抱え込まず、調子が悪い時には悩みを打ち明けるだけでも肩の荷が下りるでしょう。もし、かかりつけ医がいない場合は、いざという時のための自分の味方を増やすのだと思って探してみてください。

一方で、男性更年期障害やＥＤに関する情報をＷｅｂサイトで検索すると、必ずトップ画面に出てくる病院があります。私たちはついつい検索上位に出てくる病院をよいものだと判断しがちです。しかし、これらの病院は多額の広告費をかけているケースが多く、自費診療である場合もあります。もちろんこうした病院でも診察してくれますが、医療費が高額になります。もし、手術などの高額な契約をする場合は、慎重に行ってください。疑問点はしっかりと質問し、少しでも心配なことがあれば、断ることも必要です。ちなみに、保険診療で泌尿器科を受診すると、医療費通知に病院名が掲載されます。家族に通院がバレてしまうこともあるため、自費診療の病院は一定のニーズがあるのです。

メンズヘルスは気軽に人に相談できないコンプレックスや内容を医師に語る機会が多い診療領域です。したがって、病院選び、そして、信頼関係が築ける医師との出会いが非常に大切になります。本書の情報がみなさんの泌尿器科受診の背中をそっと押すお手伝いができたら大変うれしく思います。

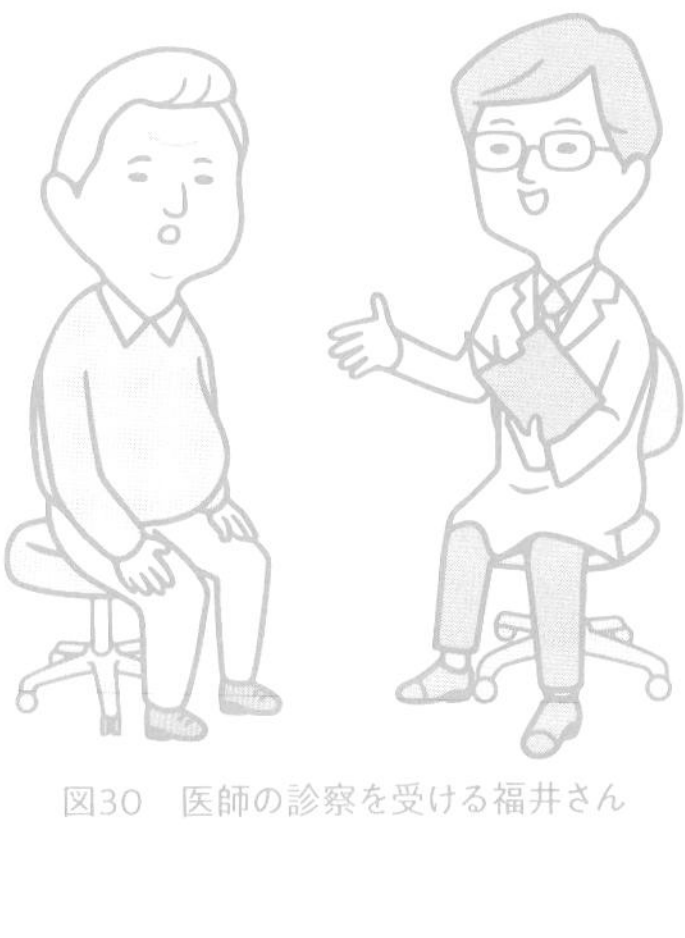

図30　医師の診察を受ける福井さん

コラム6
泌尿器科の受診のポイント

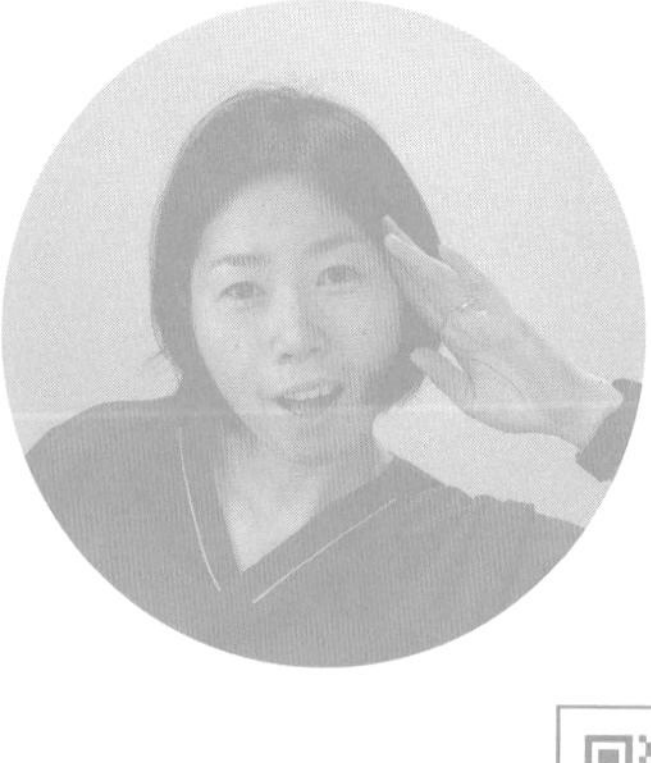

本書を読んで泌尿器科に行きたくなってきたのではないでしょうか（さあ、盛り上がって参りました）？　とはいえ、いざ泌尿器科を受診するとなると、緊張してしまうのではないかと思います。また、「いきなり痛いことをされるのではないか」「答えにくい質問をされるのではないか」などの不安をお持ちの方もいらっしゃるかもしれません。そこで、本コラムでは、泌尿器科に勤めてきた私がおすすめする受診のポイントを紹介します。

① できるだけ数字化する

かかりつけ医であれば、みなさんの通常の健康状態をある程度把握していますが、初診の場合、たとえ医師であっても何も分からない状態です。したがって、泌尿器科を受診する際は、現在の症状や状態を具体的な時間や回数で表したメモを持参するとよいでしょう。例えば、就寝中に嘔吐で全く眠れなかった場合には、嘔吐の回数や睡眠時間、夜中に何度起きたかなどをメモしておきましょう。このような客観的な数字で症状を伝えれば、医師はスムーズに症状を推察することができるはずです。また、症状を数字化したメモを保管しておけば、再通院した時も状態の変化について知ることができるのでおすすめです。

② 事前に病院の情報収集をする

泌尿器科受診の際、病気を判断するうえで、最も大きな鍵を握るのが尿検査です。実は検査内容によってお小水を溜めたまま来院したほうがよい場合と排尿後がよい場合があります。どのような検査をするのかが分からない場合は、事前にホームページを見たり、病院に連絡してみたりするとよいでしょう。

ちなみに、お小水は血液と異なり、溜まらなければ排出できません。感染症検査目的で来院された患者さんは来院前にトイレに行ってしまい、診察室では、「出始めの尿を提出してください」と言われてしまいました。その後、1時間ほど待合室で水を飲みながら、お小水が出るのをじっと待たれていました。このように時間を無駄にしたくないのであれば、事前の情報収集は必須と言えるでしょう。

③下着を事前にチェックする

泌尿器科では、医師や看護師が局部をチェックすることがあります。例えば、陰茎や陰嚢の皮膚の観察が必要な時や坐薬を入れる時です。ちなみに、腎臓結石で泌尿器科を受診すると、痛み止めの坐薬を挿入することになります。なぜ、坐薬かというと、結石の疼痛は内臓痛や吐き気をもたらすため、経口摂取することができないのです。また、内服薬は効果が表れるのに30分程度かかりますが、坐薬は15分程度に短縮されます。

しかし、患者さんの中には「いや、ちょっと……」と躊躇される方がいます。ある腎臓結石の患者さんは早く痛みをとりたいけど、「下着が破れていて恥ずかしい」と言い、処置が遅れることがありました。たとえ、破れたパンツを穿いていても、医師や看護師は全く気にしませんが、恥ずかしい思いをされたくないようであれば、勝負パンツを持参することをおすすめします。

あとがき

最後まで本書をお読み頂きありがとうございました。ちなみに肩や腰は痛くなっていませんか？　ぜひ、本書で紹介したテストステロンを上げる胸を開くポーズを試してみてくださいね。YouTubeチャンネルでメンズヘルス情報を発信し続け、早3年。本邦初のメンズヘルス書籍『メンズヘルスナースがこっそり教える　教養としての射精』を書き終え、みなさんのお手元にお届けすることができました。「本書を書き上げることは簡単でした」とカッコよく言いたいところですが、毎日汗だくになっていました。何が大変だったかというと、原稿執筆に際し、編集者さんから課された鬼のようなタスクです。それは、各Q&Aの根拠となる論文やデータを探し出し、チェックするというものでした。原稿を書き上げてみると、参考文献数は100以上もの数になりました！　ちなみに、編集者さんの第一印象は温厚で優しく、「何でも聞いてください」とニコニコ笑顔でおっしゃって頂きましたが、原稿ができ上がってからの赤字の量はまるで閻魔大王から断罪されているかのようでした。

では、なぜこんなにも赤字が入ったかというと、中高年男性の健康を守るために正しい知識を紹介した書籍にしたかったからです。Web上で情報を検索すればいくらでも出てきます。とはいえ、掲載されている情報が必ずしも正しいものとは限りません。根拠となる論文の明記がなかったり、論文の内容を大げさに表現しているものも少なくありません。

ちなみに本書では論文を根拠にしながら、「巷で溢れている包茎などの歪曲された情報の背景にはメディアが深く関係している」ことを紹介しました。このような客観的な事実を知って頂くだけでも正確な情報を得ることの大切さがお分かり頂けると思います。しかし、通常の病院やクリニックに勤務している看護師や医療従事者はこうした指摘をなかなか声を大にして言うことができません。なぜかというと、医療現場では医師の意見や力が絶大だからです。もちろん、医療現場が医師中心なるのは臨床的な観点から見ても当然のことですし、私自身尊敬している医師の先生方がたくさんいます。

本来であれば医師の先生がメンズヘルスに関する書籍を執筆するのが筋だと思います。しかし、一介の看護師である私にメンズヘルスの書籍の執筆の依頼があった背景には、1万人以上の中高年男性の誰にも打ち明けられない切実な悩みを聞いてきた経験があります。本書ではそうした射精や自慰行為などに関する中高年男性の赤裸々なコメントや数千人規模のアンケート結果を掲載しています。このように中高年男性の「下着のナカの真実」に迫った書籍はおそらくほかに例を見ないのではないかと思います。

また、最近は女性の健康課題をテクノロジーで解決する「フェムテック」の浸透もあり、「男性は女性の月経の辛さを知るべきだ」などといった風潮があります。性に対する女性の意識の高まりもあり、私自身も女性の立場から各種メディアで中高年男性の実態を紹介する機会も増えてきました。そういった場で女性たちとお話をすると、ついつい男性の痛みも分かってほしい、と口を挟みたくなることがあります。本書で紹介した男性の考え方や想いの違いを知って頂ければ、たとえ、夫婦やパートナー間ですれ違いが起きた時でも「男性って意外とかわいいじゃん」とやり過ごして頂けるのではないかと思います。本書がきっかけで、家庭やパートナーとの関係が円満になることを願ってやみません。

もう一つ私がメンズヘルスの書籍を執筆するに至った理由があります。それは私が看護師国家試験対策の講師の経験があったからです。実際に解剖生理学の講義なども受け持ち、正確な情報を生徒さんに伝えるべく、時にはその根拠となる情報を調べ出す作業も行ってきました。その一方で、講師は生徒さんに向けて、分かりやすく、かつ飽きさせない講義を行う工夫が必要になります。そこで、本書は正しい情報の発信を前提としながらも、時にクスっと笑える視聴者のみなさんとのやり取りや私自身の実体験のエピソードも紹介しています。親しみやすさをモットーに何よりもまずみなさんにメンズヘルスのことを知って頂きたいという想いから執筆しました。

まだまだ世の中ではメンズヘルスはHなサービスを提供するお店という認識が高いです。私一人の力ではとうていこの認識を変えることは困難です。もしよろしければ、本書を読んだみなさんがメンズヘルスの知識を広めてください。そして、身近な友人が間違った知識を持っていたらこっそり耳打ちして教えてあげてください。こうしたお一人ひとりの力がやがて大きな力となります。みなさんの一歩が誰かを助けるかもしれません。

最後になりますが、執筆のお声掛けをくださったライフサイエンス出版の奥村友彦さんには大変お世話になりました。さらに、いつも「大丈夫！　どうにかなる」と太鼓判を押してくれる家族に感謝を伝えたいです。みんないつもありがとう。そして、YouTubeの視聴者や応援してくださるみなさんは、日常生活を送るだけではとうてい知り得なかった大きな気づきを与えてくださいました。そのおかげでみなさんに本書を届けることができました。この場を借りて心より御礼申し上げます。

参考文献

1）厚生労働省 .「更年期症状・障害に関する意識調査」基本集計結果（2022 年 7 月 26 日）.
https://www.mhlw.go.jp/content/000969166.pdf
2）厚生労働省 . e －ヘルスネット「平均寿命と健康寿命」.
https://www.e-healthnet.mhlw.go.jp/information/hale/h-01-002.html
3）内閣府 . 男女共同参画白書平成 30 年版「第 2 節　男女の健康支援」.
https://www.gender.go.jp/about_danjo/whitepaper/h30/zentai/html/honpen/b1_s00_02.html
4）浅利昌男監 . どうぶつのおちんちん学 . 緑書房 , 2018.
5) アラン・S・ミラー , サトシ・カナザワ . 進化心理学から考えるホモサピエンス . パンローリング , 2019.
6）Soulsbury CD. Genetic patterns of paternity and testes size in mammals.
PLoS One 2010;5(3): e9581.doi: 10.1371/journal.pone.0009581.
7）Gallup GG Jr, et al. The human penis as a semen displacement device. Evolution and Human Behavior 2003;24(4): 277-89.
8）Lever J, et al. Does size matter? Men's and women's views on penis size across the lifespan. Psychology of Men & Masculinityies 2006;7(3):129-43.
9) 末富崇弘 , 他 . 陰茎のサイズと勃起機能の相関関係―泌尿器科外来受診者を対象とした検討―. 日本性機能学会雑誌 2020;35(3):105-12.
10) Habous M, et al. Analysis of the Interobserver Variability in Penile Length Assessment. J Sex Med 2015;12(10):2031-5. doi: 10.1111/jsm.13005. Epub 2015 Oct 6.
11) Sakurada K, et al. Association between lack of sexual interest and all-cause mortality in a Japanese general population: The Yamagata prospective observational study.
PLoS One 2022;17(12):e0277967.doi: 10.1371/journal.pone.0277967. eCollection 2022.
12）水谷陽一 , 他 . 先天性陰茎弯曲症の 1 例 . 泌尿器科紀要 1987;33(3): 447-9.
13）澁谷知美 . 仮性包茎手術を正当化する言説の 1970-90 年代における変容 :「医療化された男らしさ」概念を手がかりとして . 人文自然科学論集 2018;142:87-113.
14）Prause N, et al. Women's Preferences for Penis Size: A New Research Method Using Selection among 3D Models. PLoS One 2015;10(9):e0133079.doi:10.1371/journal.pone.0133079. eCollection 2015.
15）Brody S, et al. Vaginal orgasm is associated with vaginal (not clitoral) sex education, focusing mental attention on vaginal sensations, intercourse duration, and a preference for a longer penis. J Sex Med 2010; 7(8):2774-81. doi: 10.1111/j.1743-6109.2009.01469.x. Epub 2009 Sep 1.
16）永尾光一 , 他 . 女性を対象とした「よりよい性生活」に関する意識調査 . 日本性機能学会雑誌 2007; 22 (3):287-300.
17）公益社団法人日本看護協会 . 看護統計資料 (就業状況、2019 年).
https://www.nurse.or.jp/nursing/home/statistics/pdf/toukei01.pdf
18）有阪治 . 脳の性分化 , 性差の研究について . 小児保健研究 2018; 77 (4):310-8.
19）日本泌尿器科学会 , 日本メンズヘルス医学会 , 他編 . LOH 症候群 (加齢男性・性腺機能低下症) 診療の手引き . 医学図書出版 , 2022.
20）Lenzi A, et al. Use of carnitine therapy in selected cases of male factor infertility: a double-blind crossover trial. Fertil Steril 2003;79(2):292-300. doi: 10.1016/s0015-0282(02)04679-4.
21）Oi Y, et al. Garlic supplementation increases testicular testosterone and decreases plasma corticosterone in rats fed a high protein diet. J Nutr 2001;131(8):2150-6. doi: 10.1093/jn/131.8.2150.
22）文部科学省 . 食品成分データベース「食品成分ランキングリシン」.
https://fooddb.mext.go.jp/ranking/ranking.html
23）堀江重郎 . LOH 症候群 . KADOKAWA, 2021.

24）Chen L, et al. Sugar-sweetened beverage intake and serum testosterone levels in adult males 20-39 years old in the United States. Reprod Biol Endocrinol 2018;16(1):61. doi: 10.1186/s12958-018-0378-2.

25）Müller MJ, et al. Metabolic adaptation to caloric restriction and subsequent refeeding: the Minnesota Starvation Experiment revisited. Am J Clin Nutr 2015;102(4):807-19. doi: 10.3945/ajcn.115.109173. Epub 2015 Sep 23.

26）Välimäki MJ, et al. Sex hormones and adrenocortical steroids in men acutely intoxicated with ethanol. Alcohol 1984;1(1):89-93. doi: 10.1016/0741-8329(84)90043-0.

27）公益財団法人長寿科学振興財団 . 健康長寿ネット「亜鉛の働きと１日の摂取量」.
https://www.tyojyu.or.jp/net/kenkou-tyoju/eiyouso/mineral-zn-cu.html

28）古川史奈 , 他 . 第３子にのみ生じた低亜鉛母乳による後天性亜鉛欠乏症 . 日本皮膚科学会雑誌 2021;131(9): 2033-7.

29）Prasad AS et al. Zinc status and serum testosterone levels of healthy adults. Nutrition 1996;12(5):344-8.
doi: 10.1016/s0899-9007(96)80058-x.

30）本岡里英子 , 他 . 偏食による亜鉛過剰摂取が原因と考えられた銅欠乏性ミエロパチーの１例 . 臨床神経学 2016; 56 (10):690-3.

31）日本肥満学会編 . 肥満症診療ガイドライン 2022. ライフサイエンス出版 , 2022.

32）Jastrzębska S, et al. Relationship between sexual function, body mass index and levels of sex steroid hormones in young men. Endokrynol Pol 2014;65(3):203-9. doi: 10.5603/EP.2014.0028.

33）Tsujimura A, et al. Is low testosterone concentration a risk factor for metabolic syndrome in healthy middle-aged men?. Urology 2013;82(4):814-9. doi: 10.1016/j.urology.2013.06.023.

34）Shefi S, et al. Wet heat exposure: a potentially reversible cause of low semen quality in infertile men. Int Braz J Urol 2007;33(1):50-6; discussion 56-7. doi: 10.1590/s1677-55382007000100008.

35）阪本州弘 , 他 . 男性における運動負荷・冷水負荷の血清テストステロン濃度に及ぼす効果について . 日本衛生学雑誌 1991; 46 (2):635-8.

36）中村正広 , 他 . ヒト精巣機能におよぼす温度の影響 . 日本泌尿器科学会雑誌 1989; 80 (9):1362-6.

37）中村毅 , 他 . 入浴による食欲、深部体温、食欲調整ホルモンへの影響 . 日本健康開発雑誌 2017; 38:51-9.

38）Lamon S, et al. The effect of acute sleep deprivation on skeletal muscle protein synthesis and the hormonal environment. Physiol Rep 2021;9(1):e14660.doi:10.14814/phy2.14660.

39）Schmid SM, et al. Sleep timing may modulate the effect of sleep loss on testosterone.
Clin Endocrinol (Oxf) 2012 ;77(5):749-54. doi: 10.1111/j.1365-2265.2012.04419.x.

40）厚生労働省 . 令和元年 国民健康・栄養調査結果の概要 .
https://www.mhlw.go.jp/content/10900000/000687163.pdf

41）OECD. Gender Data Portal. Time use aress the world 2021. https://www.oecd.org/gender/data/

42）Ishizawa M, et al. Effects of pre-bedtime blue-light exposure on ratio of deep sleep in healthy young men. Sleep Med 2021;84:303-7. doi: 10.1016/j.sleep.2021.05.046. Epub 2021 Jun 8.

43）Ebrahim IO, et al. Alcohol and sleep I: effects on normal sleep. Alcohol Clin Exp Res 2013;37(4):539-49
doi: 10.1111/acer.12006.

44）Geisler S, et al. Salivary testosterone and cortisol concentrations after two different resistance training exercises. J Sports Med Phys Fitness 2019;59(6):1030-5.

45）Kraemer WJ, et al Effects of heavy-resistance training on hormonal response patterns in younger vs. older men. J Appl Physiol (1985) 1999;87(3):982-92. doi: 10.1152/jappl.1999.87.3.982.

46）Kumagai H, et al. Vigorous Physical Activity is Associated with Regular Aerobic Exercise-Induced Increased Serum Testosterone Levels in Overweight/Obese Men. Horm Metab Res 2018;50(1):73-9. doi: 10.1055/s-0043-117497. Epub 2017 Sep 21.

47）日本メンズヘルス医学会 . メンズヘルスコラム . 日本メンズヘルス医学会参加記録 “運動ストレス性低テストス

テロン”と“心的ストレス性低テストステロン”という病名の提案 . https://mens-health.jp/column2/YatK8AMh

48）Hackney AC, et al. Testosterone responses to intensive interval versus steady-state endurance exercise. J Endocrinol Invest 2012;35(11):947-50.doi: 10.1007/BF03346740.

49）Minvaleev RS, et al. Postural effects on the hormone level in healthy subjects. Communication: I. The cobra posture and steroid hormones. Fiziol Cheloveka 2004;30(4): 88-92.

50）Carney DR, et al. Power posing: brief nonverbal displays affect neuroendocrine levels and risk tolerance. Psychol Sci 2010;21(10):1363-8. doi: 10.1177/0956797610383437. Epub 2010 Sep 20.

51）H Akamatsu, et al. Spironolactone directly inhibits proliferation of cultured human facial sebocytes and acts antagonistically to testosterone and 5 alpha-dihydrotestosterone in vitro. J Invest Dermatol 1993;100(5):660-2. doi: 10.1111/1523-1747.ep12472325.

52）相原由花 , 他 . 終末期ケアを受けるがん患者におけるアロマセラピーマッサージの有効性 . 日本統合医療学会誌 2016;9 (1):85-93.

53）Jafari-Koulaee A, et al. A Systematic Review of the Effects of Aromatherapy with Lavender Essential Oil on Depression. Cent Asian J Glob Health 2020;9(1):e442.doi: 10.5195/cajgh.2020.442. eCollection 2020.

54）Tarumi W, et al. Exposure to es-sential oil odors increases salivary testosterone concentrationin perimenopausal women. Acta Medica Nagasakiensia 2018; 62(2): 49-54.

55）Tarzan 特別編集 . 新版性学 . マガジンハウス , 2020.

56）永尾光一 . 日本語版 EHS「勃起の硬さスケール」の開発 . 日本性機能学会雑誌 2009; 24(1): 1-3.

57）World Health Organization , HRP. WHO laboratory manual for the examination and processing of human semen Sixth Edition. World Health Organization, 2021.
file:///C:/Users/user/Downloads/9789240030787-eng.pdf

58）Iwamoto T, et al. Semen quality of fertile Japanese men:a cross-sectional population-based study of 792 men. BMJ Open 2013;3(1):e002223.doi: 10.1136/bmjopen-2012-002223.

59）新田俊一 , 他 . 加齢に伴う精子発生能の変化に関する研究 : 精液所見を中心に . 札幌医学雑誌 1985; 64 (3):77-85.

60）上野正彦 . いわゆる性交死について. 日本法医学雑誌 1963;17(5・6):333-40.

61）国立健康・栄養研究所 . 改訂版『身体活動のメッツ（METs）表』（2012 年 4 月 11 日改訂）.

62）厚生労働省 . 健康日本 21（身体活動・運動）. https://www.mhlw.go.jp/www1/topics/kenko21_11/b2.html

63）Kawanishi Y, et al. Spring balance evaluation of the ischiocavernosus muscle. International journal of impotence research 2001;13(5):294-7. doi: 10.1038/sj.ijir.3900730.

64）TENGA ヘルスケア . 骨盤底筋トレーニングガイド .

65）University College London. UCL News「Surgeons Pinch More Than An Inch From The Arm To Rebuild A Micropenis」. 2004. https://www.ucl.ac.uk/news/2004/dec/surgeons-pinch-more-inch-arm-rebuild-micropenis
https://www.ucl.ac.uk/news/2004/dec/surgeons-pinch-more-inch-arm-rebuild-micropenis

66）MSD マニュアル家庭版 . 男性生殖器系への加齢の影響 . 男性生殖器の機能 . https://www.msdmanuals.com/ja-jp/%E3%83%9B%E3%83%BC%E3%83%A0

67）McMahon CG, et al. An evidence-based definition of lifelong premature ejaculation: report of the International Society for Sexual Medicine Ad Hoc Committee for the Definition of Premature Ejaculation. J Sex Med 2008 ;5(7):1590-606.doi: 10.1111/j.1743-6109.2008.00901.x.

68）Waldinger MD, et al. A five-nation survey to assess the distribution of the intravaginal ejaculatory latency time among the general male population. J Sex Med 2009;6(10):2888-95. doi: 10.1111/j.1743-6109.2009.01392.x. Epub 2009 Jul 21.

69）永尾光一 , 他 . 早漏の定義と目標挿入時間 . 日本泌尿器科学会雑誌 2005;96 (2):220.

70）浜松町第一クリニック . 性に関する男性と女性の“ホンネ”実態調査 .
https://www.hama1-cl.jp/internet_research/sexual_fact_finding.html

71）TENGA ヘルスケア . オナニー国勢調査（全国男性自慰行為調査 2017）.
https://tengahealthcare.com/special/report/

72）Kühn S, et al. Brain Structure and Functional Connectivity Associated With Pornography Consumption. JAMA Psychiatry 2014;71(7):827-34. doi:10.1001/jamapsychiatry.2014.93.

73）オギ・オーガス , 他 . 性欲の科学 . CCC メディアハウス , 2012.

74）Wu Y, et al. Exogeneous testosterone increases sexual impulsivity in heterosexual men.
Psychoneuroendocrinology 2022;145:105914.doi: 10.1016/j.psyneuen.2022.105914. Epub 2022 Sep 5.

75）ユネスコ編 . 国際セクシュアリティ教育ガイダンス【改訂版】. 明石書店 , 2020.

76）plannedparenthood. Sex, Pleasure, and Sexual Dysfunction (Masturbation). https://www.plannedparenthood.org/learn/sex-pleasure-and-sexual-dysfunction/masturbation

77）山口真理 , 他 . インターネットを利用した子どもの性に関連した親の悩み . 了德寺大学研究紀要 2022;16:297-304

78）赤川学 . オナニーの社会史 . ソシオロゴス 1995;19:1-19.

79）小林知広 , 他 . マスターベーション中のダイナミックなホルモン動態に関する検討 . 日本性機能学会雑誌 2016. 31 (2) :168.

80）中島耕一 , 他 . 日本人男性の性交頻度 , マスターベーション頻度のインターネット調査 . 日本性機能学会雑誌 2010;25 (1): 9-17.

81）World Health Organization. ICD-11. https://icd.who.int/en

82）榎本クリニック . あなたは大丈夫！？急増する性依存症チェックリスト .
https://www.enomoto-clinic.jp/care/sexual/

83）Jiang M. [Periodic changes in serum testosterone levels after ejaculation in men]. Sheng Li Xue Bao 2002;54(6):535-8.

84）Rider JR, et al. Ejaculation Frequency and Risk of Prostate Cancer: Updated Results with an Additional Decade of Follow-up. Eur Urol 2016;70(6):974-82. doi:10.1016/j.eururo.2016.03.027. Epub 2016 Mar 28.

85）Makrantonaki E, et al. An update on the role of the sebaceous gland in the pathogenesis of acne. Dermatoendocrinol 2011; 3(1): 41-9. doi: 10.4161/derm.3.1.13900.

86）日本性機能学会, 日本泌尿器科学会編 . ED 診療ガイドライン第 3 版 . リッチヒルメディカル , 2018.

87）丸井英二 . わが国における ED の疫学とリスクファクター . 医学のあゆみ 2002;201(6):397-400.

88）Masumori N, et al. Decline of sexual function with age in Japanese men compared with American men results of two community-based studies. Urology 1999;54(2):335-44;discussion 344-5. doi:10.1016/s0090-4295(99)00108-9.

89）Bocchi EA, et al. Sildenafil effects on exer-cise, neurohormonal activation, and erectile dysfunction in congestiveheart failure: a double-blind, placebo-controlled, randomized study followed by a prospective treatment for erectile dysfunction. Circulation 2002;106(9):1097-103. doi: 10.1161/01.cir.0000027149.83473.b6.

90）浜松町第一クリニック . 中折れや治療薬に対する男女の「ホンネ」実態調査 . https://www.hama1-cl.jp/internet-research/actual_usage_eddrugs.html

91）浜松町第一クリニック . ED 彼氏や夫を持つ女性 500 人を対象とした調査 .
https://www.hama1-cl.jp/internet_research/int_enq_wife.html

92）一般社団法人日本家族計画協会家族計画研究センター . ジェクスジャパンセックスサーベイ 2020
https://www.jfpa.or.jp/pdf/sexservey2020/summary.pdf

93）nippon.com. https://www.nippon.com/ja/japan-data/h01609/

94）荒木乳根子 , 他 . セックスレス時代の中高年「性」白書 . Harunosora, 2016.

95）サイモン・バロン＝コーエン . 共感する女脳、システム化する男脳 . NHK 出版 , 2005.

96）Bajos N, et al. Sexuality and obesity, a gender perspective: results fromFrench national random probability

survey of sexual behaviours. BMJ 2010;340:c2573.doi:10.1136/bmj.c2573.
97）坂口菊恵．ナンパを科学する．東京書籍，2009.
98）渡辺秀樹編，他．現代家族の構造と変容．東京大学出版会，2004.
99）伊藤裕子，他．夫婦のコミュニケーションが関係満足度に及ぼす影響－自己開示を中心に－．文京学院大学人間学部研究紀要 2007;9(1):1-15.
100）バイアグラ® 錠 25mg・50mg 添付文書．
https://s3-ap-northeast-1.amazonaws.com/medley-medicine/prescriptionpdf/671450_259000AF1024_4_01.pdf?_fsi=GrSo7RgL
101）Carson CC, et al. The efficacy of sildenafil citrate（Viagra）in clinical populations: an update. Urology 2002;60(2) : 12-27.
102）レビトラ® 錠 5・10・20mg 添付文書．
https://s3-ap-northeast-1.amazonaws.com/medley-medicine/prescriptionpdf/630004_259000BF1029_1_27.pdf
103）シアリス® 錠 5・10・20mg 添付文書．
https://s3-ap-northeast-1.amazonaws.com/medley-medicine/prescriptionpdf/530263_259000CF1023_2_02.pdf?_fsi=9FVu3hae
104）出雲博子，他．偽造シアリス（タダラフィル）により重篤な低血糖症を来たした一例．糖尿病 2011;54(12):906-9.
105）周燕飛．NHK 実施「更年期と仕事に関する調査 2021」結果概要―仕事、家計への影響と支援について－．2021.
https://www.jil.go.jp/tokusyu/covid-19/collab/nhk-jilpt/docs/20211103-nhk-jilpt.pdf
106）Ruth KS, et al. Using human genetics to understand the disease impacts of testosterone in men and women. Nature Medicine 2020;26(2):252-8. https://www.nature.com/articles/s41591-020-0751-5
107）深井志保．高齢者の日常生活機能低下におけるアンドロゲンの役割．東京大学，2011.
108）日本メンズヘルス医学会．メンズヘルスコラム．男性の更年期障害とは？症状（イライラや不眠など）・セルフチェック・診断方法 – NHK 健康チャンネル．https://mens-health.jp/column2/Z4y62IKq
109）ZAJONC RB. Attitudinal Effects of Mere Exposure. Journal of Personality and Social Psychology 1968;9 (2, Pt.2):1-27.
110）Geniole SN, et al. Effects of competition outcome on testosterone concentrations in humans: An updated meta-analysis. Horm Behav 2017;92:37-50. doi: 10.1016/j.yhbeh.2016.10.002. Epub 2016 Oct 6.
111）Mazur A, et al. Testosterone and dominance in men. Behav Brain Sci 1998 ;21(3):353-63;discussion 363-97.
112）井上裕香子．社会的地位とテストステロンが支配的行動に及ぼす影響．東京大学，2018.
113）Roney JR, et al. Behavioral and hormonal responses of men to brief interactions with women. Evolution and Human Behavior 2003;24(6):DOI:10.1016/S1090-5138(03)00053-9.
114）厚生労働省．令和３（2021）年医療施設（動態）調査・病院報告の概況．
https://www.mhlw.go.jp/toukei/saikin/hw/iryosd/08/dl/03_0001.pdf

参照文献

- 日本泌尿器科学会，日本メンズヘルス医学会，他編，他．LOH 症候群（加齢男性・性腺機能低下症）診療の手引き．医学図書出版，2022.
- 日本性機能学会，日本泌尿器科学会編．ED 診療ガイドライン第 3 版．リッチヒルメディカル，2018.
- 日本肥満学会編．肥満症診療ガイドライン 2022. ライフサイエンス出版，2022.
- 『臨床泌尿器科』編集委員会編，他．泌尿科外来マスターバイブル．医学書院，2019.
- 並木幹夫監．標準泌尿器科学第 10 版．医学書院，2021.
- 奈良間美保，他．小児看護学〔1〕小児看護学概論 小児臨床看護総論第 14 版．医学書院，2020.
- 黒江ゆり子，他．成人看護学〔6〕内分泌・代謝第 15 版．医学書院，2019.
- 坂井建雄，他．人体の構造と機能〔1〕解剖生理学第 10 版．医学書院，2018.
- 堀江重郎．LOH 症候群．KADOKAWA, 2021.
- 今井伸．射精道．光文社，2022.
- 一般社団法人日本スポーツ栄養協会．スポーツ栄養 Web. https://sndj-web.jp/
- 大東製薬工業株式会社．ヘルスケア情報．https://daito-p.co.jp/reference/
- 新村出編．広辞苑第七版（普通版）岩波書店，2018.

アンケートリスト

※ 2023 年 4 月現在

＊1
メンズヘルスと聞いてどんなことをイメージしますか？

（605 票）

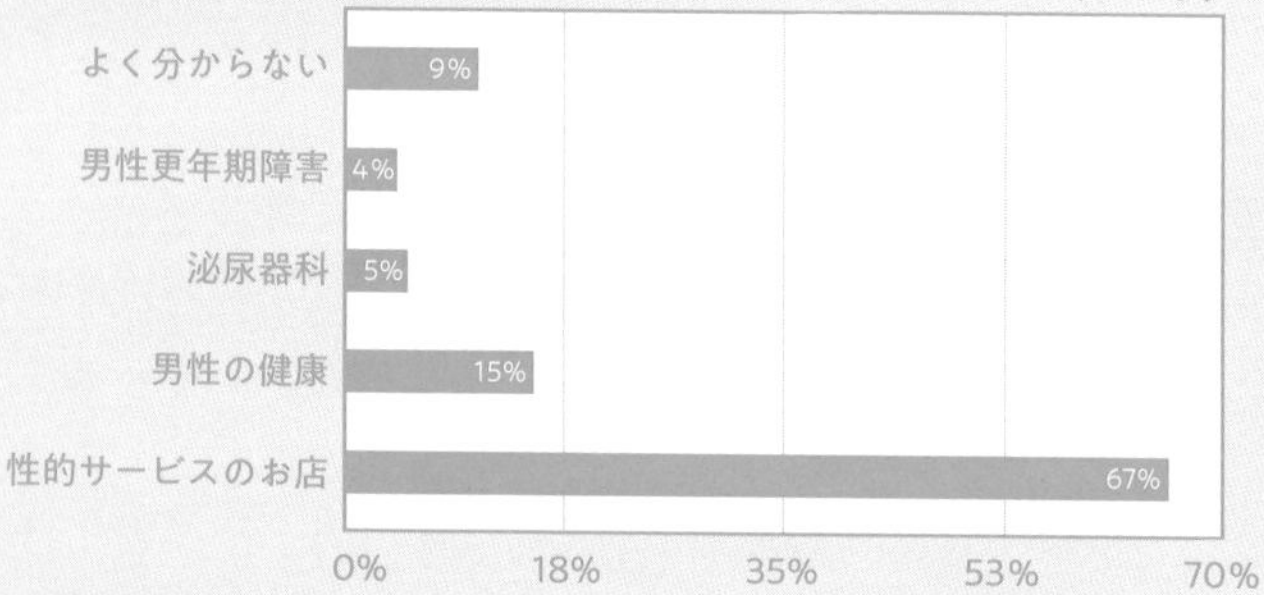

＊2
あなたの陰茎はどちら向きですか？

（2959 票）

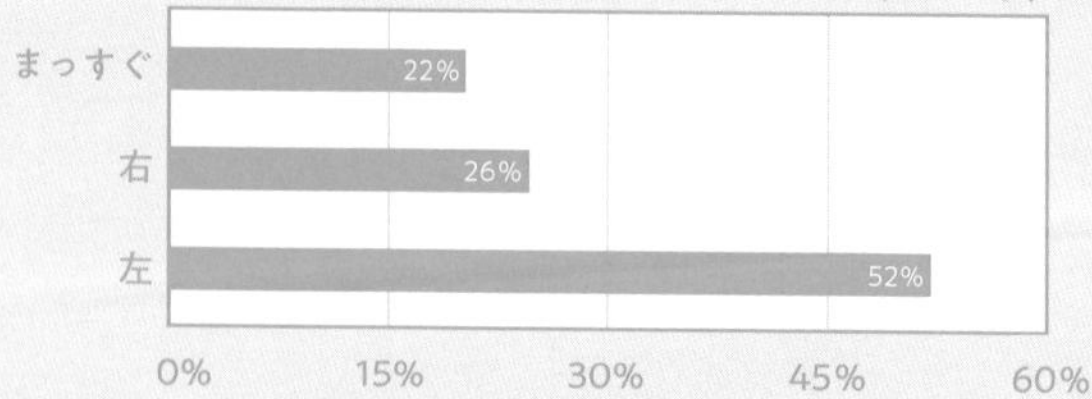

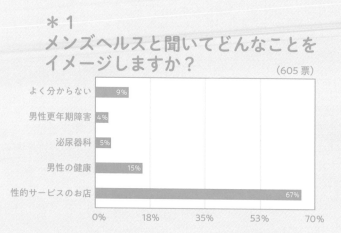

＊3
あなたは包茎ですか？

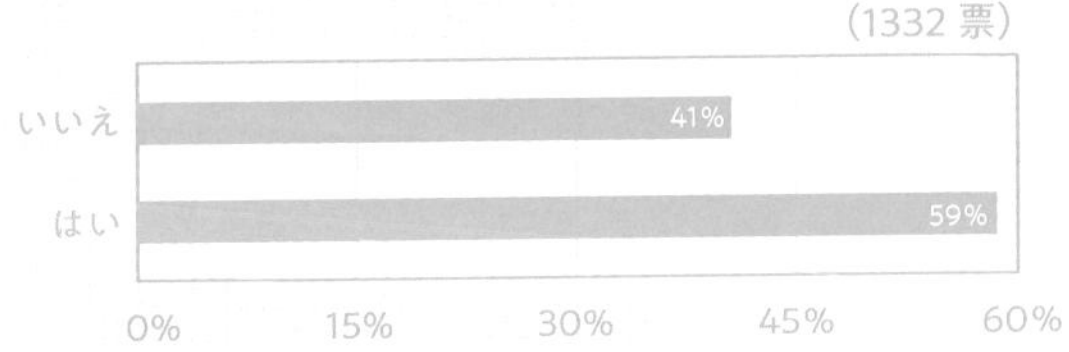

＊4
男性機能を上げるために毎日摂取しているものは何ですか？

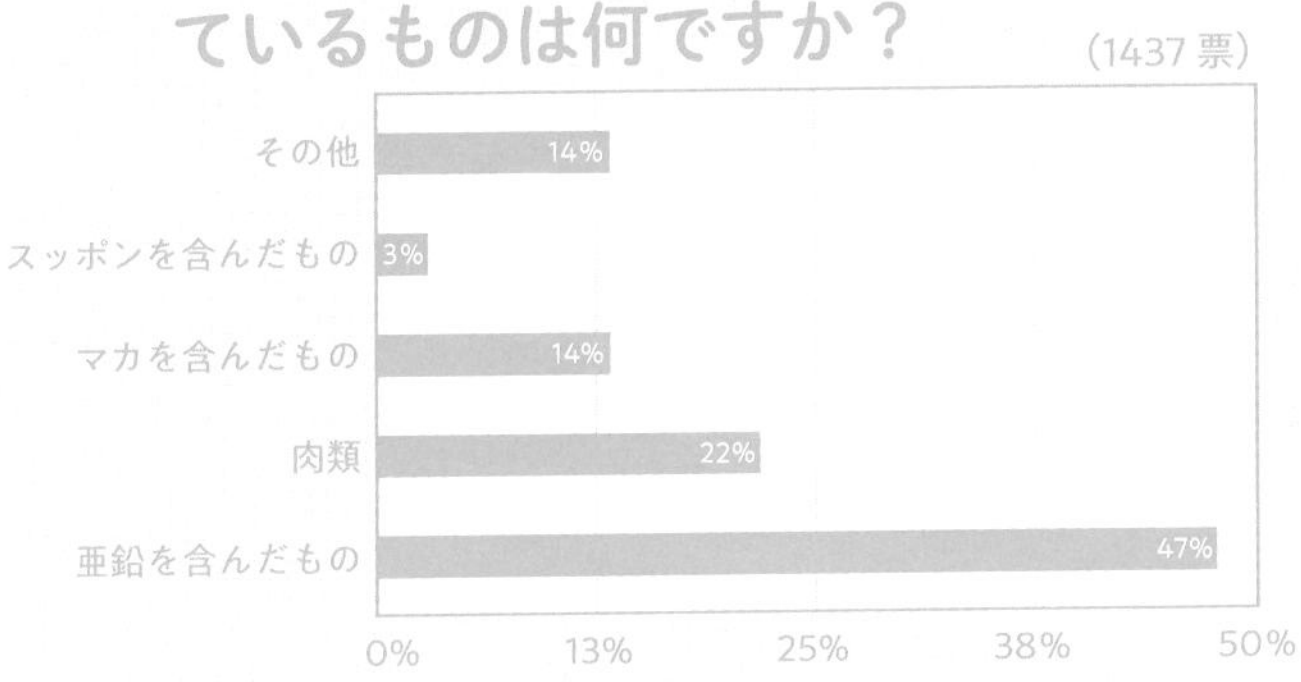

＊5
あなたの体重は何kgですか？

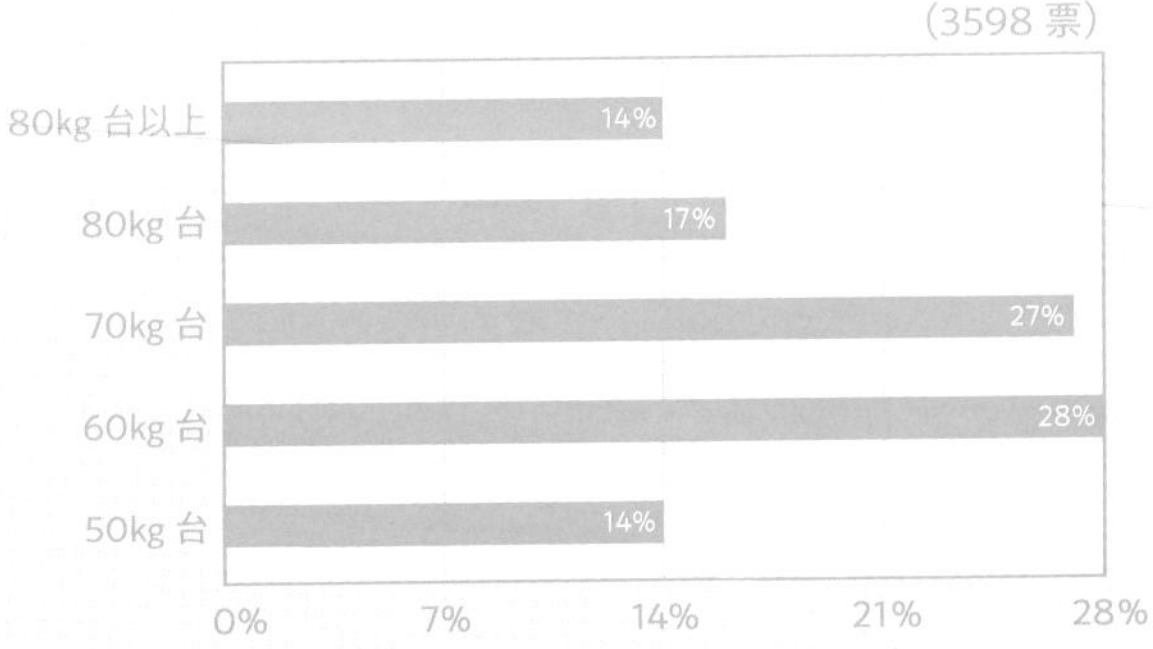

＊6
あなたの腹囲は何cmですか？

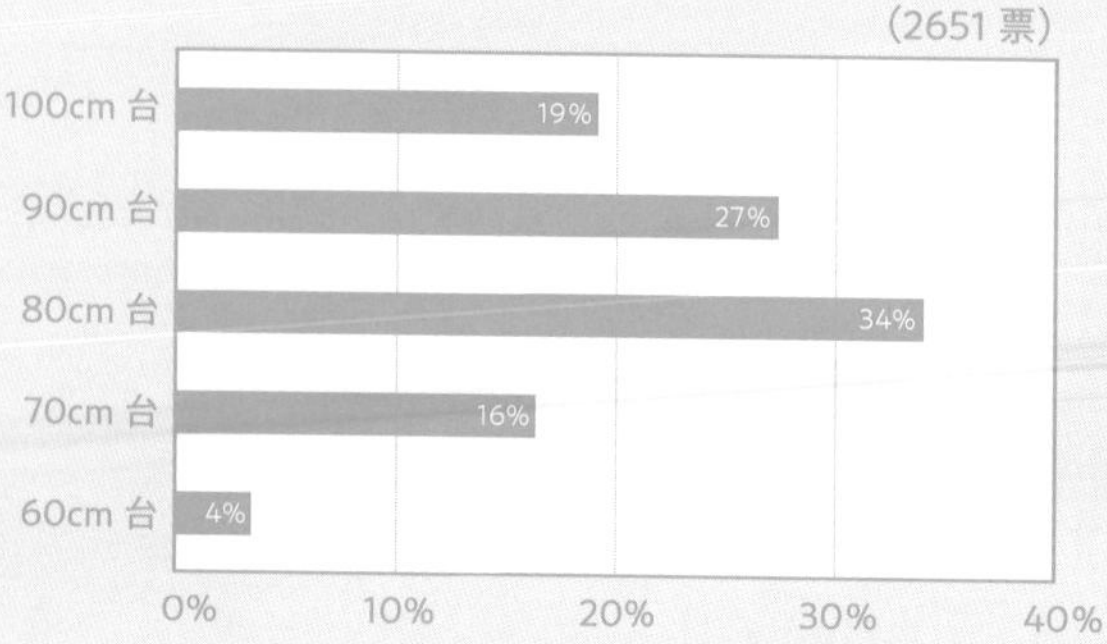

＊7
あなたは冷え性ですか？

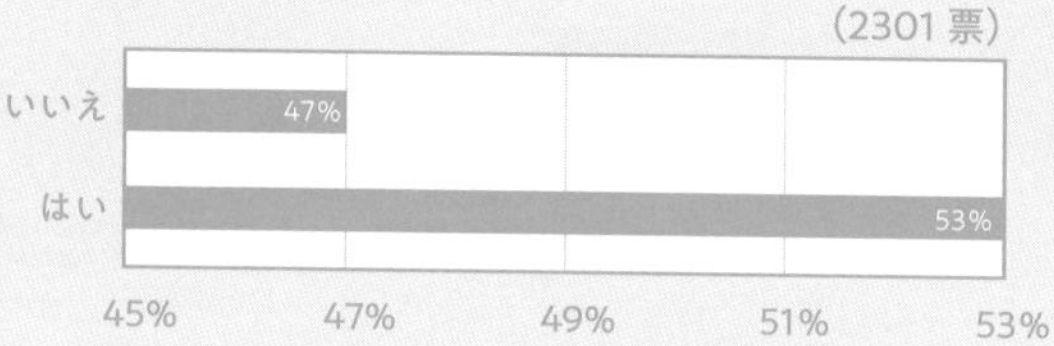

＊8
あなたの平均睡眠時間はどれくらいですか？

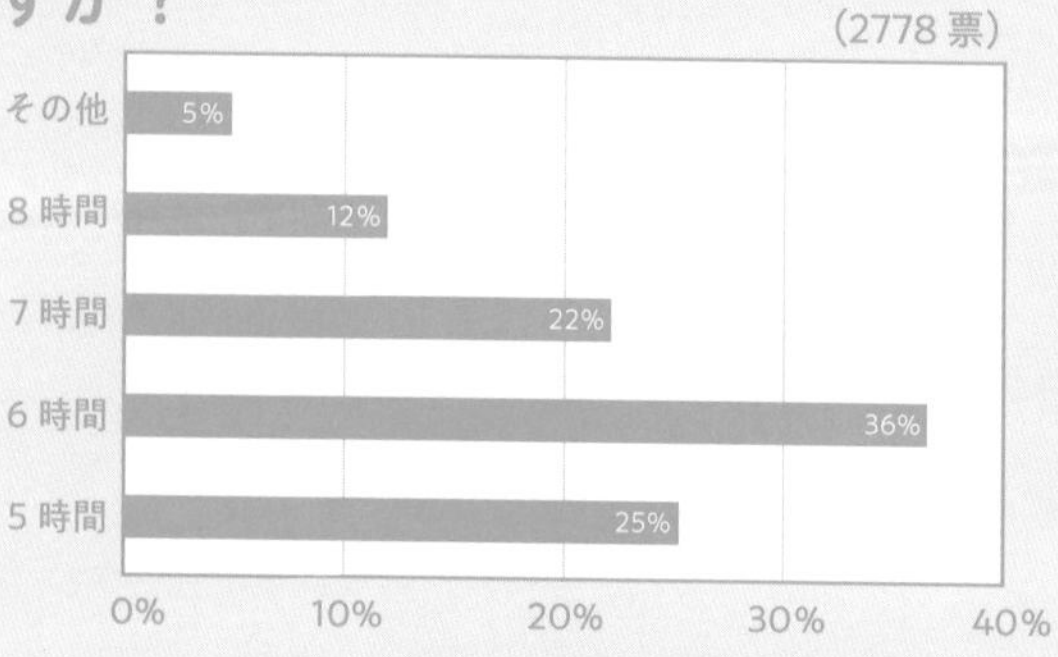

＊9
どの習慣が一番難しいですか？

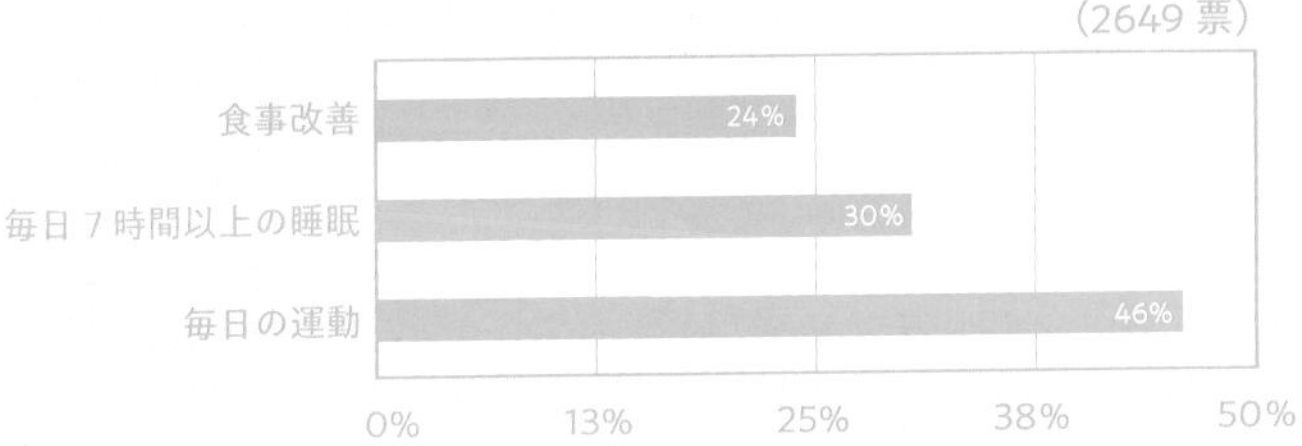

＊10
男性機能を高めるために筋力トレーニングをしていますか？

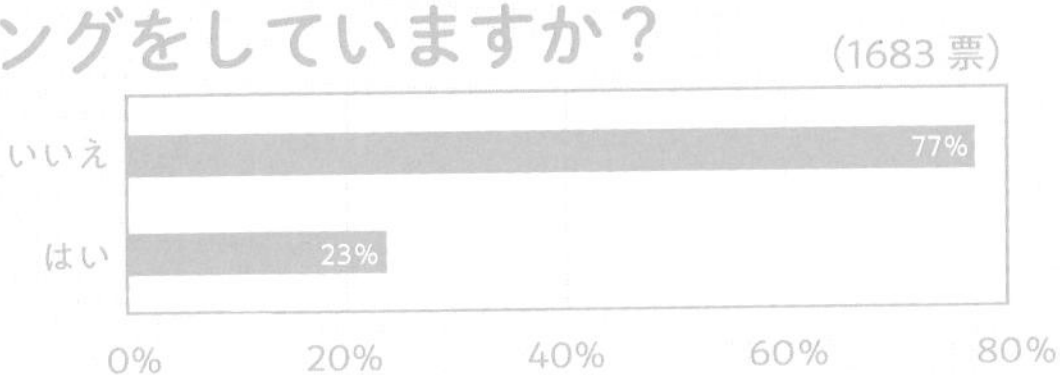

＊11
ヨガをしたことありますか？

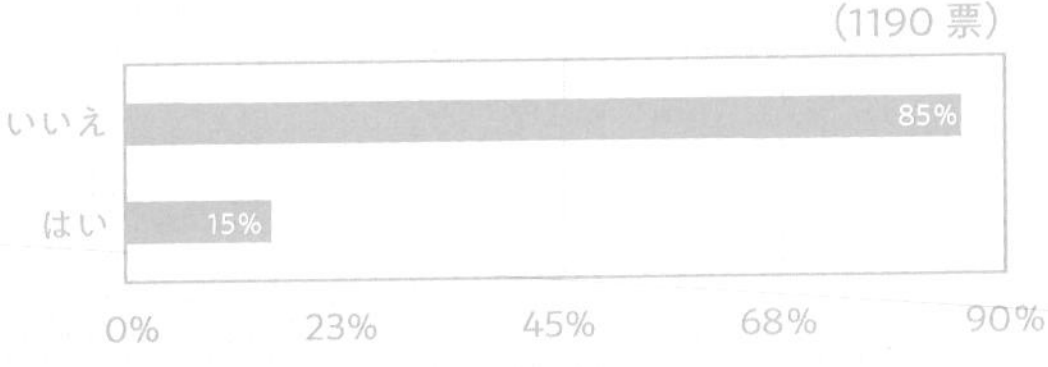

＊12
体臭について悲しいことを言われた経験はありますか？

（1355 票）

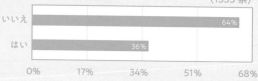

＊13
仕事の時、1日何歩歩いていますか？

（1994 票）

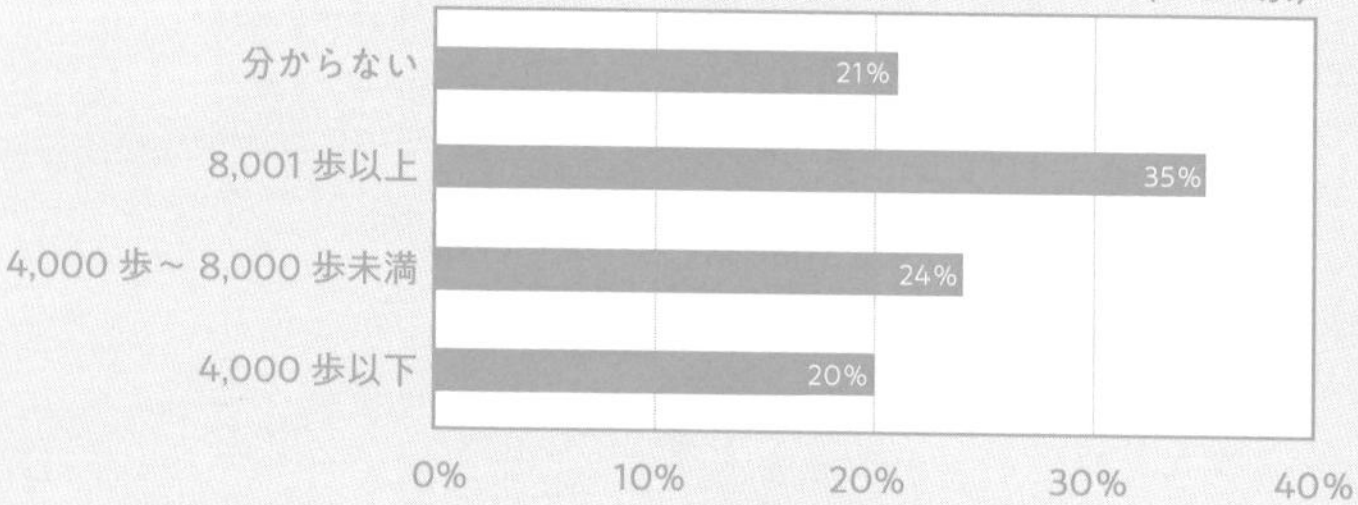

＊14
大人になるまでに自慰行為の方法を教えてもらったことはありますか？

（474 票）

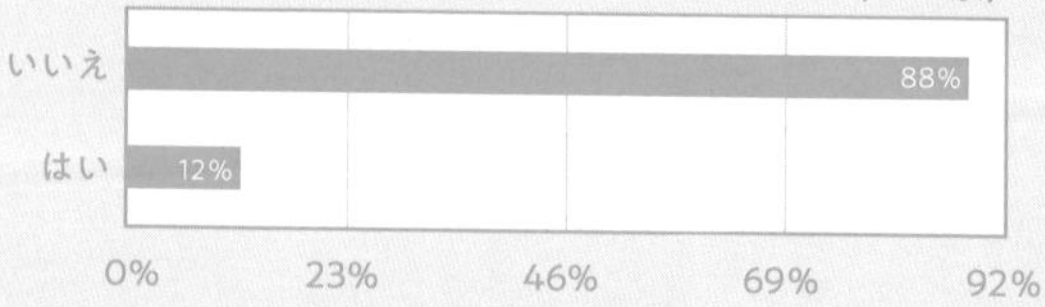

＊15
普段の自慰行為の体勢はどれですか？

(542 票)

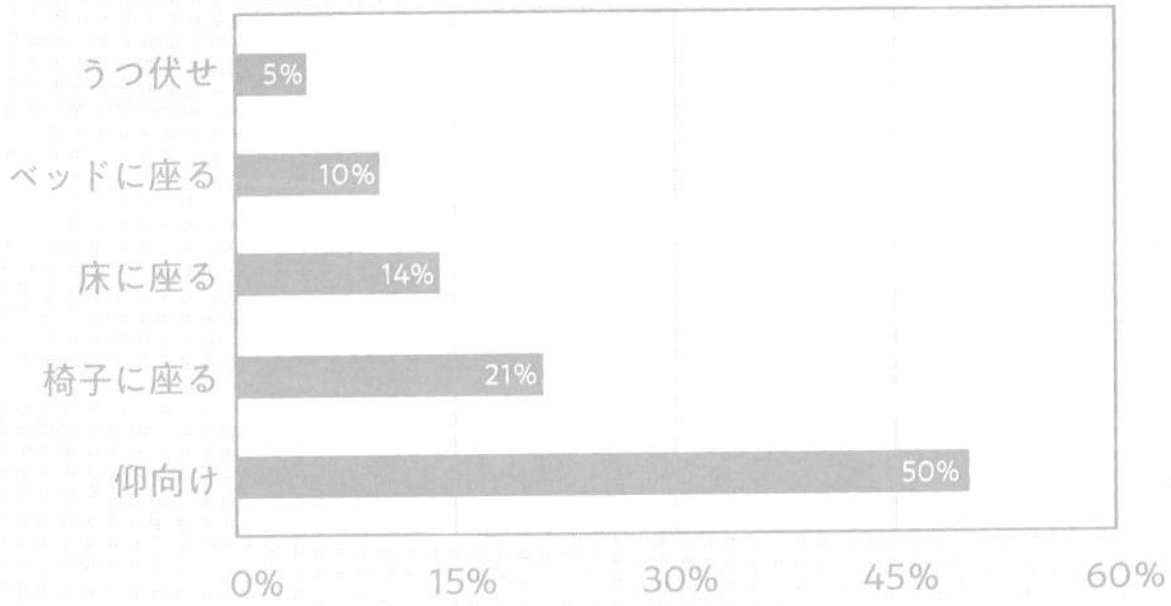

＊16
自慰行為のオカズは何ですか？

(498 票)

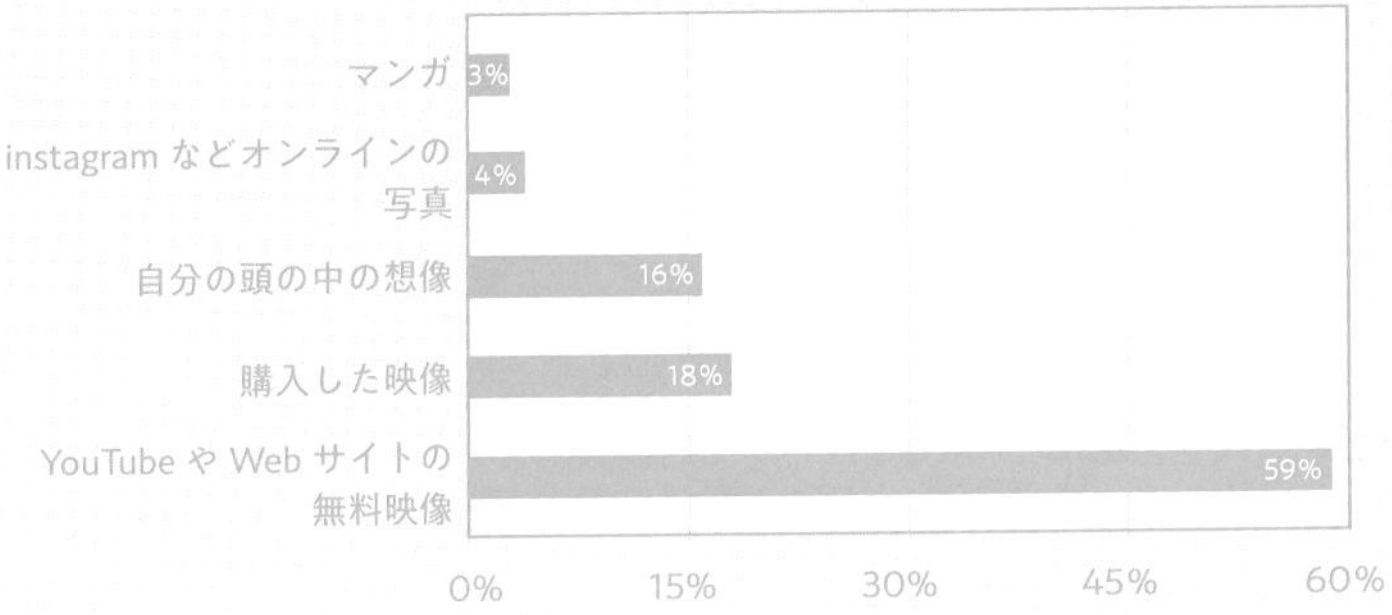

＊17
自分の部屋で自慰行為をしている所を見られた経験はありますか？

(586 票)

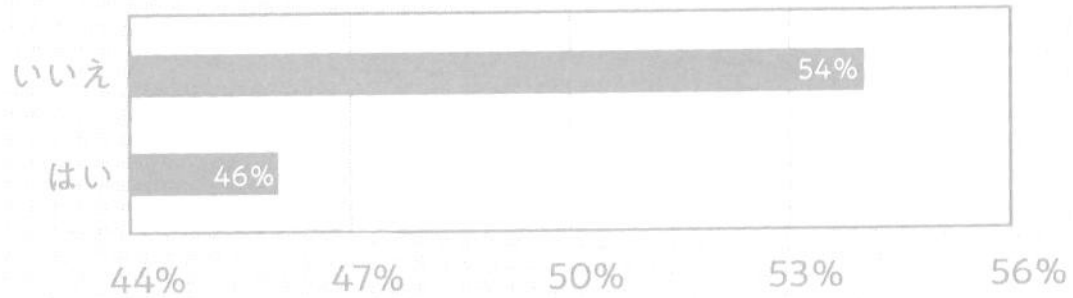

＊18
奥様に自慰行為を見られた時、どのようにごまかしましたか？

(937 票)

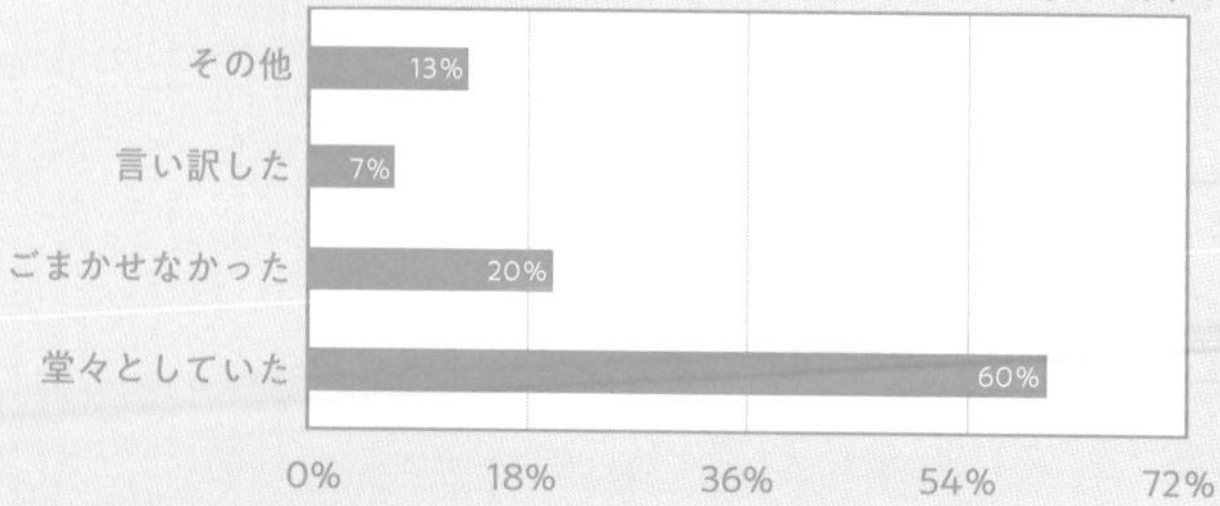

＊19
オナ禁は身体によいと思いますか？

(3561 票)

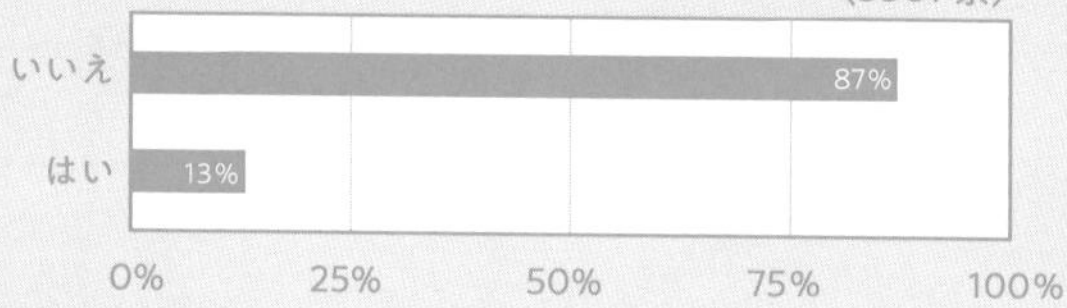

＊20
ED とインポテンツの違いを知っていますか？

(1119 票)

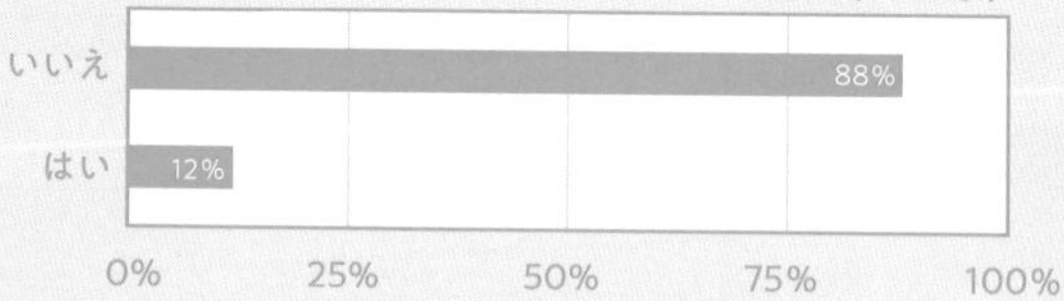

＊21
中折れの経験はありますか？

(182 票)

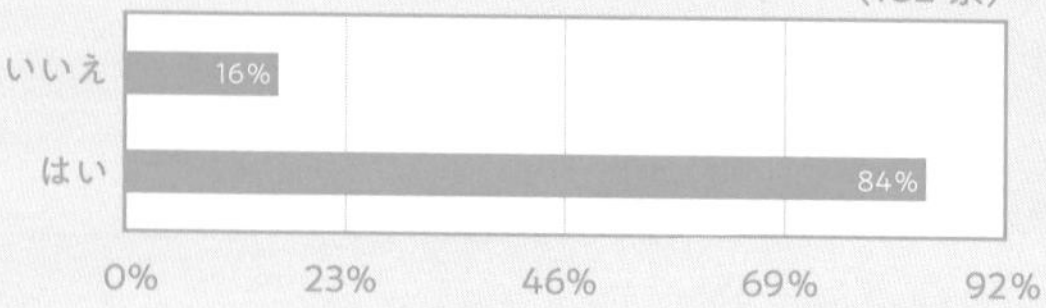

＊22
中折れを経験することで、心理的な変化はありましたか？

（157票）

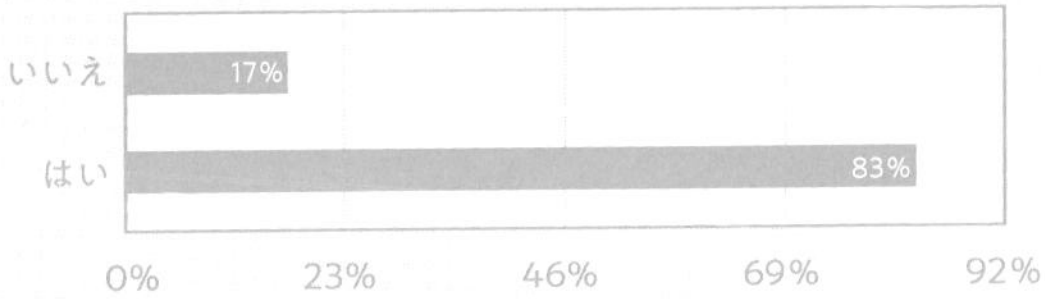

＊23
どちらの環境が仕事をしやすいと思いますか？

（1551票）

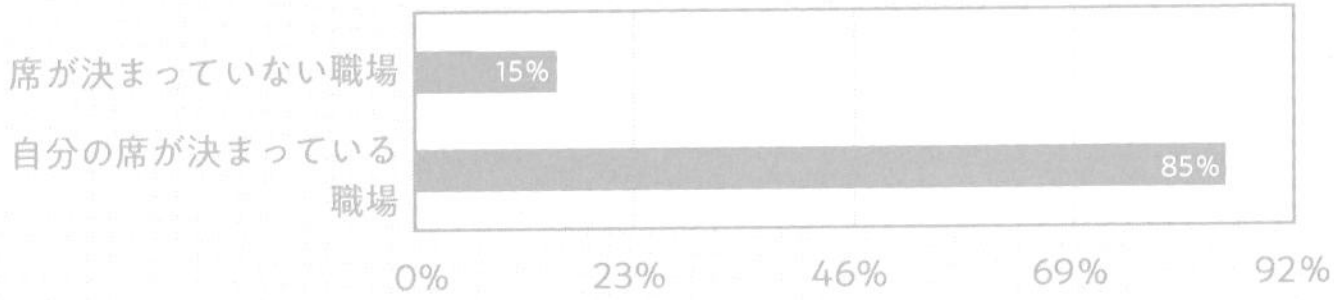

＊24
慣れない診療科に初めて行く時に気になることはありますか？

（1565票）

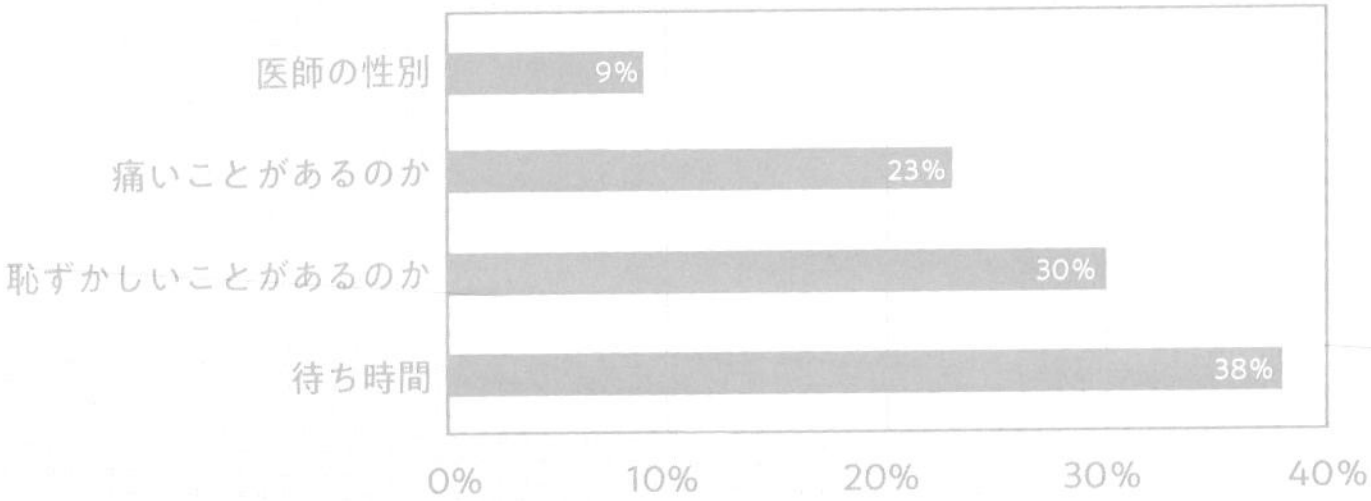

著者略歴

看護師マッキー

1985年生まれ、看護師。日本メンズヘルス医学会所属。約11年間看護師として勤務（小児科10年、泌尿器科6年）し、独立。看護師国家試験対策予備校や都内看護学校で教鞭をとる傍らYouTuber、性教育講師としても活動。自らが運営する「看護師マッキー【メンズヘルス専門チャンネル】」は登録者数9.4万人、再生回数5000万を超える（2023年5月現在）。主な著書として「看護師ママが本気で実践　わが子に性教育してみた」（kindle版）。産経新聞をはじめメディア多数出演。

イラスト　トツカ ケイスケ
デザイン　佐々木 俊（AYOND）
DTP　濱井 信作（compose）
校正　松本 美果（あかえんぴつ）
編集　奥村 友彦

メンズヘルスナースがこっそり教える
教養としての射精
下着のナカのヤバい真実

2023年10月10日　第2刷発行
著　者 看護師マッキー
発行者 須永 光美
発行所 ライフサイエンス出版株式会社
〒105-0014　東京都港区芝3-5-2
TEL 03-6275-1522（代）FAX 03-6275-1527
https://lifescience.co.jp
印刷所 大村印刷株式会社

Printed in Japan
ISBN 978-4-89775-467-3 C2047